APRESENTAÇÃO

A Enfermagem na Atenção Primária desempenha um papel fundamental no sistema de saúde, atuando como elo essencial entre os pacientes e os serviços de saúde. A Atenção Primária à Saúde (APS) é considerada a porta de entrada do sistema de saúde, sendo responsável por oferecer cuidados integrais e acessíveis à comunidade. Nesse contexto, os profissionais de enfermagem desempenham múltiplos papéis, desde a promoção da saúde e prevenção de doenças até o gerenciamento de condições crônicas e o acompanhamento de pacientes ao longo do ciclo de vida.

Este E-book explora as apresentações e os quadros clínicos das doenças mais comuns, assim como as opções de tratamento no contexto da APS.

Quando este valioso material contribuir de forma eficiente, seja como material complementar nos seus estudos ou mesmo como material para revisão da prática diária, o seu objetivo principal será cumprido.

Ao compreendermos a relevância do papel da enfermagem nesse contexto, podemos valorizar e fortalecer ainda mais os serviços de saúde primários, visando a melhoria dos resultados em saúde e o bem-estar da população.

I0489827

0

SUMÁRIO

Introdução

Infecções Respiratórias Agudas (IRA)

Resfriados comuns

Sinusite

Faringite

Bronquite aguda

Pneumonia Adquirida na Comunidade

Doenças Diarreicas Agudas (DDA)

Doenças do Aparelho Digestivo

Gastrite

Constipação

Infecções do Trato Urinário (ITU

Doenças Crônicas Não Transmissíveis (DCNT)

Hipertensão Arterial

Diabetes Mellitus Tipo 2

Asma Brônquica

Doença pulmonar Obstrutiva Crônica (DPOC)

Infecções Sexualmente Transmissíveis (ISTs)

Gonorréia e Infecção por Clamídia

Tricomoníase

Sífilis

Doença Inflamatória Pélvica (DIP)

Introdução

A atenção primária à saúde (APS) é o primeiro nível de atenção em saúde, caracterizando-se por um conjunto de ações individuais e coletivas que abrangem a promoção e proteção da saúde, prevenção de doenças, diagnóstico, tratamento, reabilitação, redução de danos e manutenção da saúde. Dentro desse contexto, decidiu-se por realizar um apanhado geral de algumas doenças mais comuns no atendimento da enfermagem no âmbito da atenção primária de saúde cujo objetivo é contribuir de forma positiva na formação dos profissionais, para que tais profissionais possam, de forma integral que impactar positivamente na saúde da população.

Sabemos que a Enfermagem tem sido corresponsável pela reestruturação e ampliação da APS, especialmente por meio da Estratégia Saúde da Família e dos Agentes Comunitários de Saúde. Essa força de trabalho desempenha um papel fundamental na qualificação dos serviços de saúde e no acesso da população à assistência primária.

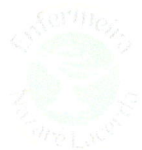

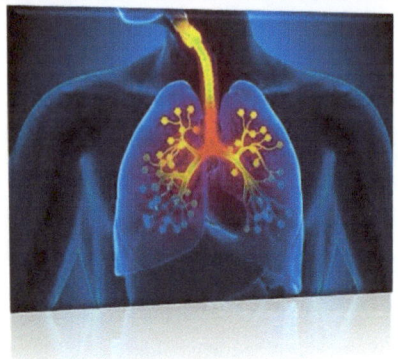

As infecções respiratórias agudas (IRAs) são uma síndrome clínica que afeta o trato respiratório e é causada por agentes infecciosos, principalmente vírus respiratórios e bactérias como o Streptococcus pneumoniae e o Haemophilus influenzae. Esses agentes podem ser vistos nas imagens a seguir.

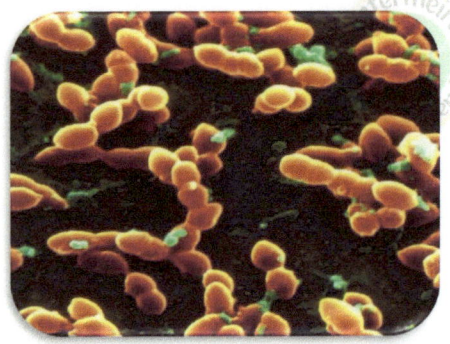

Streptococcus pneumoniae

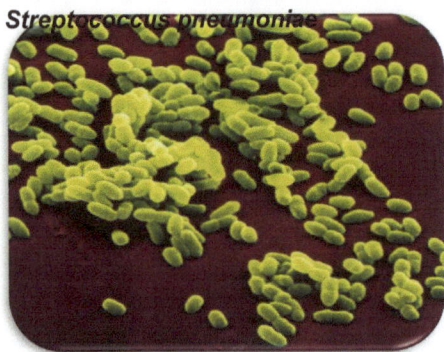

Haemophilus influenzae

Essas infecções são particularmente perigosas para crianças, idosos e populações socialmente menos favorecidas em países em desenvolvimento e minorias étnicas. Os sintomas das IRAs podem variar, mas geralmente incluem:

Coriza

Obstrução nasal

Tosse

Febre

Dores de garganta, ouvido e cabeça.

As infecções respiratórias de origem viral são conhecidas popularmente como viroses e costumam apresentar sintomas menos graves. Elas ocorrem com mais frequência durante o inverno e, uma vez que os sintomas aparecem, geralmente há uma regressão espontânea dentro de cinco a sete dias.

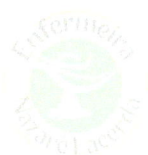

Resfriado comum

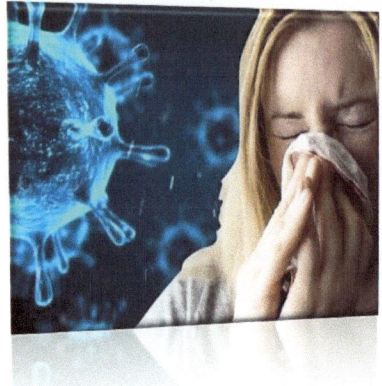

De modo geral, o resfriado comum é uma infecção viral de pequeno porte, limitada a parte superior do sistema respiratório, que inclui basicamente o nariz, a boca e a garganta. Pode ser causado por mais de 200 vírus diferentes, sendo o Rinovírus o mais comum, seguido do Parainfluenza.

O resfriado é transmitido pelo contato direto ou indireto com a secreção de uma pessoa contaminada, que pode ocorrer ao tocar em superfícies como maçanetas, canetas e corrimões, ou ainda por meio dos aerossóis lançados ao ambiente quando o paciente espirra ou tosse.

Uma vez que o vírus entra no organismo, o período de incubação costuma ser curto, manifestando os sintomas em cerca de dois dias. Depois disso, o quadro pode durar entre quatro e sete dias, em média.

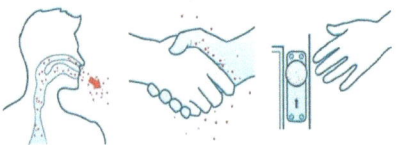

Modo de transmissão do resfriado comum.

É importante diferenciar o resfriado comum da gripe, pois são doenças distintas com causas diferentes.

Gripe:

5

É causada pelo vírus influenza. Seus sintomas geralmente aparecem de forma repentina, com febre, vermelhidão no rosto, dores no corpo e cansaço. Entre o segundo e o quarto dias os sintomas do corpo tendem a diminuir enquanto os sintomas respiratórios aumentam, aparecendo com frequência uma tosse seca. Como no resfriado, na gripe a presença de secreções nasais e espirros é comum.

Resfriado:

É causado na maioria das vezes por rinovírus. Seus primeiros sinais costumam ser coceira no nariz ou irritação na garganta, os quais são seguidos após algumas horas por espirros e secreções nasais. A congestão nasal também é comum nos resfriados, porém, ao contrário da gripe, a maioria dos adultos e crianças não apresenta febre ou apenas febre baixa.

Quadro Clínico

Assim como outras infecções virais no sistema respiratório, o resfriado causa reações de irritabilidade nas mucosas e provoca desconforto na pessoa afetada. Os sintomas mais comuns são:

Coriza e/ou congestão nasal;

Dor de garganta;

Tosse e espirros;

Leve perda de paladar e olfato;

Dor de cabeça;

Pode ocorrer febre baixa;

Dor muscular.

A intensidade para a maioria desses sintomas é leve ou moderada. Casos de febre são raros e, quando ocorrem, costumam ficar abaixo dos 38 °C.

Por conta do sistema imunológico ainda em desenvolvimento, crianças são mais afetadas por esses sintomas e a incidência de febre, ainda que baixa, é mais frequente nesse grupo.

Diagnóstico

No geral, os médicos conseguem diagnosticar um resfriado comum com base nos sintomas típicos. Febre alta, dor de cabeça intensa, erupção cutânea, dificuldade respiratória ou dor no peito sugerem que a infecção não é um simples resfriado.

Geralmente não são necessários exames laboratoriais para diagnosticar um resfriado. Quando surgem complicações, o médico pode solicitar exames de sangue e radiografias.

Tratamento

A prevenção do resfriado é dificultada pela grande variedade de vírus capazes de causar a doença. Dessa forma, não há sazonalidade previsível, com casos de resfriado no verão e inverno sendo ocorrências extremamente normais.

Pelo mesmo motivo, não há como desenvolver uma vacina eficiente, como ocorre com a gripe. Muitas pessoas acreditam que o imunizante da Influenza também seria capaz de evitar resfriados, mas não é o caso.

Assim, as melhores maneiras de prevenir o resfriado comum estão na adoção de hábitos de higiene mais assertivos e no fortalecimento do sistema imunológico a longo prazo.

Ou seja, nos resta tomar medidas para interromper a cadeia de transmissão e fornecer ao corpo tudo que ele precisa para combater os causadores do resfriado.

Lavar as mãos com frequência, evitar o compartilhamento de objetos, preferir ambientes abertos e usar máscaras quando tiver sintomas ou visitar alguém que os apresente são cuidados importantes para a rotina pessoal.

Quanto à imunidade, é recomendado uma dieta nutritiva e balanceada, rica em vitaminas A, B, C e E, minerais como zinco e selênio, entre outros. Junto disso, beber bastante água, dormir oito horas por noite, praticar atividades físicas e combater o estresse são medidas relevantes para evitar resfriados.

Mesmo com todo o cuidado possível, ainda é possível pegar um resfriado comum. Quando estamos com o sistema imune fortalecido, os sintomas são ainda mais leves e a duração da doença pode ser encurtada.

Independentemente disso, é recomendado utilizar medicamentos como analgésicos e antialérgicos, para diminuir o mal-estar. Porém, é fundamental consultar um médico antes e não se automedicar. Também é ideal se hidratar bastante e fazer repouso, o que ajuda o organismo a se recuperar e evita a transmissão para outras pessoas.

Referências Bibliográficas

Pharma, H. (2022, maio 27). Resfriado comum: causas, sintomas e como evitá-lo. Recuperado 4 de abril de 2024, de benegrip website: https://www.benegrip.com.br/saude/sintomas-gripe/resfriado-comum.

Alves, B. /. O. /. ([s.d.]). Gripes e resfriados. Recuperado 4 de abril de 2024, de Gov.br website: https://bvsms.saude.gov.br/gripe-e-resfriado/

TESINI, B. L. Resfriado comum. Disponível em: <https://www.msdmanuals.com/ptbr/casa/infec%C3%A7%C3%B5es/v%C3%ADrus-respirat%C3%B3rios/resfriado-comum>. Acesso em: 4 abr. 2024.

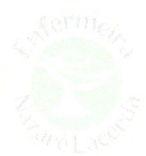

Sinusite Aguda

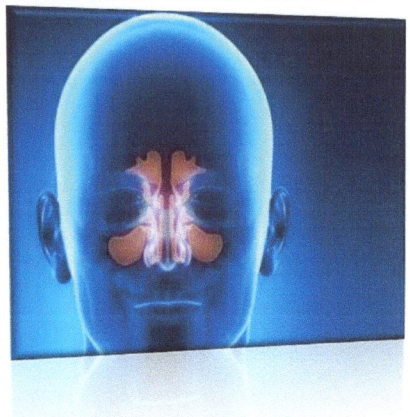

É a inflamação dos seios paranasais decorrente de infecções virais, bacterianas ou fúngicas ou reações alérgicas. Os sintomas incluem obstrução e congestão nasal, rinorréia purulenta, dor ou pressão facial; às vezes, há mal-estar, cefaleia e/ou febre. O tratamento empírico da rinite aguda viral é feito por inalação e vasoconstritores tópicos ou sistêmicos. O tratamento da infecção bacteriana suspeita é com antibióticos, como amoxicilina/clavulanato ou doxiciclina, administrados por 5 a 7 dias para sinusites agudas e por até 6 semanas para sinusites crônicas.

O uso de descongestionantes, sprays nasais de corticoides e a aplicação local de calor e umidade podem ajudar a aliviar os sintomas e melhorar a drenagem dos seios. A sinusite recorrente pode requerer cirurgia para melhorar a drenagem dos seios.

A sinusite pode ser classificada como aguda (com resolução completa em < 30 dias); subaguda (resolução completa em 30 a 90 dias); recorrente (≥ 4 episódios discretos agudos por ano, cada um desaparecendo completamente em < 30 dias, mas recorrendo em ciclos, com, no mínimo, 10 dias entre a resolução completa dos sintomas e o início de um novo episódio); e crônica (com duração > 90 dias).

A sinusite aguda em pacientes imunocompetentes na comunidade é quase sempre viral (p. ex., rinovírus, influenza, parainfluenza). Uma pequena porcentagem desenvolve infecção bacteriana secundária por estreptococos, pneumococos, Haemophilus, influenzae, Moraxella catarrhalis, ou estafilococos. Ocasionalmente, um abcesso dentário periapical de um dente maxilar se espalha para

9

os seios sobrepostos. Infecções agudas adquiridas em hospital são mais frequentemente bacterianas, geralmente por Staphylococcus aureus, Klebsiella pneumoniae, Pseudomonas aeruginosa, Proteus mirabilis e Enterobacter.

Pacientes imunocomprometidos podem ter sinusite fúngica invasiva aguda.

Sinais e sintomas da sinusite

Sinusites agudas e crônicas ocasionam sinais e sintomas similares, incluindo rinorréia purulenta, dor e pressão facial, congestão e obstrução nasal, hiposmia, halitose e tosse produtiva (especialmente noturna). Com frequência, a dor é mais intensa na sinusite aguda. A área sobre o seio acometido pode ficar sensível, inchada e eritematosa. Sinusites maxilares causam dor na região maxilar, dor dentária e cefaleia frontal.

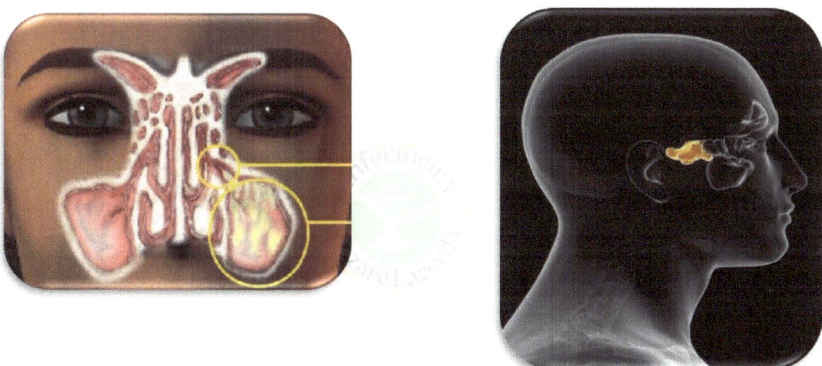

A sinusite frontal provoca dor na região frontal e cefaleia frontal.

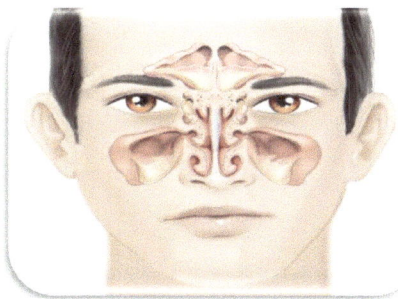

A sinusite etmoidal causa dor atrás e entre os olhos, cefaleia frontal geralmente descrita como lancinante, celulite periorbitária e lacrimejamento.

10

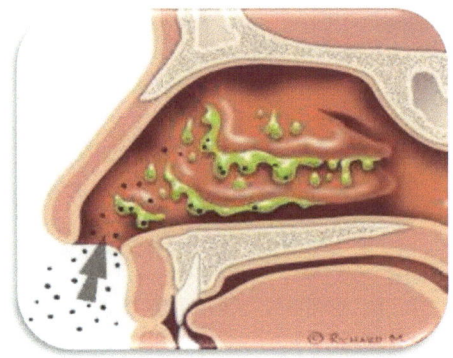

Sinusite esfenoidal causa dor referida menos bem localizada na região frontal ou occipital.

Pode haver mal-estar. Febre e calafrios sugerem extensão da infecção além dos seios paranasais.

A mucosa nasal é avermelhada e túrgida; pode haver rinorréia purulenta amarelada ou esverdeada. Exsudato seropurulento ou mucopurulento pode ser identificado no meato médio quando há sinusite maxilar, etmoidal anterior, ou frontal e na área medial à concha média na sinusite etmoidal posterior ou esfenoidal.

As manifestações das complicações são rubor e edema periorbitais, proptose, oftalmoplegia, confusão ou diminuição do nível de consciência e forte cefaleia.

Diagnóstico da sinusite

As infecções sinusais são quase sempre diagnosticadas clinicamente. Exames com imagem não são indicados na sinusite aguda a menos que haja resultados que sugerem complicações, caso em que TC é feita. Na sinusite crônica, realiza-se TC com mais frequência, e radiografias dos ápices dentais podem ser necessárias na sinusite maxilar crônica para excluir abscesso periapical.

Tratamento da sinusite

Medidas locais para melhorar a drenagem sinusal, como por exemplo, nebulização e vasoconstritores tópicos)

11

Na sinusite aguda, a melhora da drenagem sinusal e o controle da infecção são os alvos da terapia. Nebulização, compressas mornas e úmidas sobre os seios afetados e bebidas quentes ajudam a aliviar a vasoconstrição e favorecem a drenagem.

Vasoconstritores tópicos, como fenilefrina spray 0,25% a cada 3 horas, são eficazes, mas devem ser utilizados no máximo por 5 dias e, posteriormente, alternados em ciclos de 3 dias sim, 3 dias não, até a resolução do quadro. Vasoconstritores sistêmicos, como pseudoefedrina 30 mg por via oral (para adultos) a cada 4 a 6 horas, são menos eficazes e devem ser evitados em crianças pequenas.

Tratamento com antibióticos

Embora a maioria dos casos de sinusite aguda adquirida na comunidade seja viral e desapareça de forma espontânea, anteriormente muitos pacientes recebiam antibióticos por causa da dificuldade de distinguir clinicamente infecção viral de bacteriana. Mas preocupações atuais sobre a criação de organismos resistentes a antibióticos levaram a uma utilização mais seletiva dos antibióticos.

A Infectious Diseases Society of America (1) sugere que as seguintes características ajudam a identificar pacientes que devem receber antibióticos:

Sintomas de sinusite leves a moderados persistindo por ≥ 10 dias

Sintomas graves (p. ex., febre ≥ 39 °C, dor severa) por ≥ 3 a 4 dias

Agravamento dos sintomas de sinusite depois de melhora inicial de uma típica ITRS viral (doença reincidente ou bifásica)

Como muitos organismos causadores são resistentes aos fármacos anteriormente utilizados, amoxicilina/ clavulanato (amoxicilina/ ácido clavulânico), 875 mg por via oral a cada 12 horas (25 mg/kg por via oral a cada 12 horas em crianças) é atualmente o fármaco de primeira linha.

Pacientes com risco de resistência a antibióticos recebem uma dose mais elevada de 2 g por via oral a cada 12 horas (45 mg/kg por via oral a cada 12 horas em crianças). Pacientes com risco de resistência incluem aqueles com menos de 2 anos de idade ou acima de 65 anos que receberam antibióticos no mês anterior, que foram hospitalizados nos últimos 5 dias e aqueles imunocomprometidos.

Adultos com alergia à penicilina podem receber doxiciclina ou uma fluoroquinolona respiratória (p. ex., levofloxacina, moxifloxacina). Crianças com alergia à penicilina podem receber levofloxacina ou clindamicina mais uma cefalosporina oral de 3ª geração (cefixima ou cefpodoxime).

Se houver melhora em 3 a 5 dias, o fármaco é continuado.

Adultos sem fatores de risco da resistência são tratados durante 5 a 7 dias no total; outros adultos são tratados por 7 a 10 dias. Crianças são tratadas durante 10 a 14 dias. Se não houver melhora em 3 a 5 dias, um fármaco diferente é utilizado. Macrolídeos, sulfametoxazol/trimetoprima e monoterapia com uma cefalosporina não mais são recomendados devido à resistência bacteriana. Cirurgia de emergência é necessária se houver perda de visão ou uma possibilidade iminente de perda de visão.

Referências

FRIED, M. P. Sinusite. Disponível em: <https://www.msdmanuals.com/pt-br/profissional/dist%C3%BArbios-do-ouvido,-nariz-e-garganta/dist%C3%BArbios-de-nariz-e-seios-paranasais/sinusite>. Acesso em: 4 abr. 2024.

SAKAE, F. Sinusite aguda: o que é, sintomas, causas e tratamento. Disponível em: <https://www.tuasaude.com/sinusite-aguda/>. Acesso em: 4 abr. 2024.

FRIED, M. P. Sinusite. Disponível em: <https://www.msdmanuals.com/pt-br/casa/dist%C3%BArbios-do-ouvido,-nariz-e-garganta/doen%C3%A7as-do-nariz-e-dos-seios-paranasais/sinusite>. Acesso em: 4 abr. 2024b.

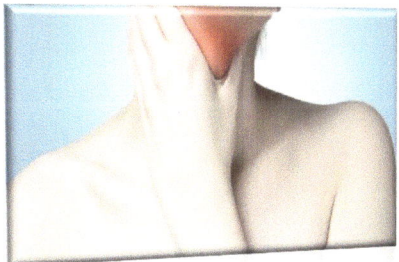

A faringite aguda é uma inflamação na garganta que pode ser causada por vírus, bactérias ou fungos.

O tratamento da faringite aguda varia de acordo com a causa. Se for viral, é feito com analgésicos, anti-inflamatórios e hidratação. No caso de faringite bacteriana, são utilizados antibióticos como penicilina, eritromicina e amoxicilina. Além disso, é recomendado descanso, aumento da ingestão de líquidos e uso de pastilhas para a garganta.

Causas da faringite

A localização da faringe descrita acima coloca-a em contato permanente com muitos agentes agressores: bactérias, vírus, alergenos, agentes tóxicos (ex: fumo do cigarro, poluição industrial e urbana...), químicos (como o decorrente do refluxo esofágico), etc.

As causas da faringite podem agrupar-se em:

Causas infeciosas - distinguindo-se neste caso:

Faringite viral (provocadas por vírus)

Faringite bacteriana (provocada por bactérias)

Faringite fúngica (causada por fungos é o caso da candidíase orofaríngea por Cândida Albicans) menos frequente.

Causas não infeciosas, é o caso das alergias respiratórias (alergia aos ácaros, alergia aos pólens, alergia aos fungos).

Os fatores agressores como o tabaco, a inalação de tóxicos ambientais, o álcool, o refluxo esofágico, que ao provocarem uma irritação persistente na mucosa

14

respiratória, facilitam os processos infeciosos, são muito importantes na etiopatogenia da faringite.

Sinais e sintomas da faringite

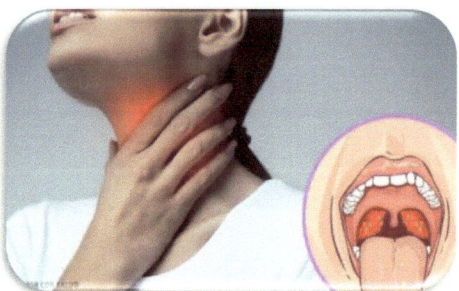

Os sinais e sintomas variam muito de acordo com a causa da faringite, assim:

A odinofagia (dor na garganta ao engolir) de instalação progressiva para sólidos e líquidos é comum na causa viral ou bacteriana;

A tosse, a expectoração e a rouquidão, que traduzem o envolvimento das vias respiratórias inferiores, são sintomas frequentes nas faringites virais;

A secura faríngea, o ardor, o pigarro, as picadas são frequentes nas faringites crónicas;

A febre, as cefaleias, o mal-estar geral são comuns nas faringites infeciosas, particularmente nas virais;

Adenopatias cervicais.

Nas faringites agudas a causa é sobretudo infeciosa, essencialmente por vírus (faringite viral) ou por bactérias (faringite bacteriana).

O processo infeccioso envolve a faringe na sua generalidade, estando frequentemente associado com a infeção das amígdalas (amigdalite) e das adenóides (adenoidite).

Surgem preferencialmente no inverno e são maioritariamente de etiologia viral (70 a 80%).

Os vírus mais envolvidos são os adenovirus, o vírus Influenza, rhinovirus, vírus sindical respiratório, entre outros.

A faringite bacteriana, mais frequente na criança do que no adulto, tem como bactérias mais envolvidas o Streptococcus B hemolítico do grupo A, Streptococcus pneumoniae, Staphilococcus aureus, Haemophilus influenzae.

15

As faringites infecciosas são potencialmente contagiosas, ou seja, a doença é transmissível ou "pega-se" de pessoa para pessoa, havendo vários fatores que podem contribuir para esta ocorrência. Devem-se tomar as seguintes medidas de prevenção, evitando:

Aglomerados de pessoas em ambientes fechados;

Proximidade de pessoas infetadas com tosse, espirros, beijos, partilha de copos, etc.

Algumas doenças sexualmente transmissíveis, tais como a gonorreia, podem ser transmitidas quer através do sexo oral, quer pelas mãos que não foram lavadas após contato com os genitais infetados.

A faringite bacteriana por streptococos, se não devidamente tratada, pode desencadear uma febre reumática, que consiste numa alteração imunitária crônica que pode provocar inflamação nas articulações, no coração, nos rins, no encéfalo, etc.

Diagnóstico da faringite aguda

O diagnóstico da faringite aguda é feito pelo médico otorrinolaringologista através da história clínica e da observação.

A odinofagia (dor de garganta ao engolir) progressivamente mais intensa, a expetoração mucopurulenta, as cefaleias, a febre e o mal-estar geral são os sintomas dominantes.

Nas faringites virais, que frequentemente se acompanham com envolvimento laríngeo e traqueobrônquico, há também rouquidão, tosse e expectoração.

Na observação destaca-se a congestão da mucosa faríngea, o exsudado mucopurulento na parede posterior da faringe, com maior ou menor envolvimento do complexo do anel linfático de Waldeyer (tecido linfóide composto pelas amígdalas palatinas, amígdala faríngea, amígdala língual.), e a existência habitual de adenopatias cervicais palpáveis.

Observe na imagem uma faringoamigdalite aguda onde é visível uma infeção mucopurulenta que envolve a faringe e as amigdalas palatinas de uma criança.

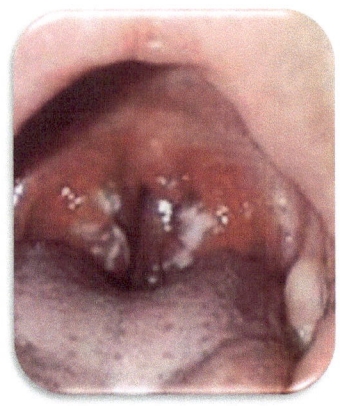

O teste rápido para pesquisa de antígenos do estreptococo Beta hemolítico do grupo A, que é a causa mais frequente de faringite bacteriana, é útil, de fácil execução e é realizado nos serviços de urgência para ajudar a distinguir as infeções bacterianas das virais.

Exames laboratoriais

Para auxiliar no diagnostico o estudo analítico e a cultura do exsudado da faringe, com estudo bacteriológico e antibiograma, podem ser bastante úteis para identificar o agente bacteriano envolvido ou a existência de outras doenças sistémicas, como a leucemia aguda, a mononucleose infecciosa, que podem se manifestar no contexto do quadro clínico de uma faringite aguda.

Tratamento da faringite aguda

A faringite aguda tem cura, diferindo o seu tratamento em função da causa subjacente, assim:

O tratamento das faringites virais é feito fundamentalmente através de repouso, de fazer uma boa hidratação (ingerir água, chás, sucos naturais, etc.) e da prescrição de medicamentos (remédios) anti-inflamatórios ou antipiréticos.

Os antibióticos B- lactâmicos, como a amoxicilina e as cefalosporinas, e os macrólidos como a eritromicina, são os antibióticos de utilização mais frequente.

O tratamento cirúrgico (cirurgia ou operação) para amigdalectomia e adenoidectomia, particularmente em crianças, pode ser ponderado após exame objetivo criterioso, efetuado por um médico otorrinolaringologista.

Referências Bibliográficas

CONTE, J. Faringite. Disponível em: <https://drauziovarella.uol.com.br/doencas-e-sintomas/faringite/amp/>. Acesso em: 4 abr. 2024.

Faringite. Disponível em: <https://www.saudebemestar.pt/pt/clinica/otorrino/faringite/>. Acesso em: 4 abr. 2024.

Faringite. Disponível em: <https://www.rededorsaoluiz.com.br/doencas/faringite>. Acesso em: 4 abr. 2024.

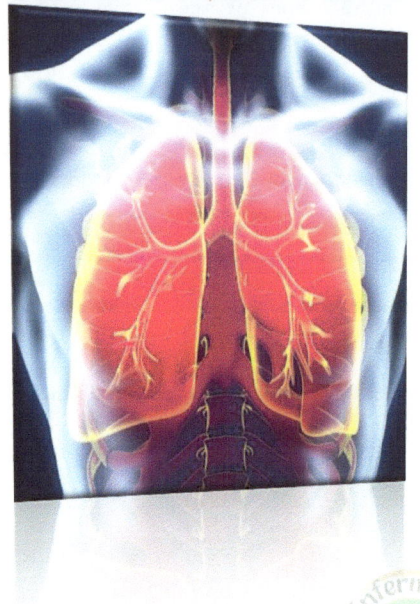

A bronquite aguda é a inflamação da árvore traqueobrônquica, geralmente depois de uma Infecção das vias respiratórias superiores na ausência de doenças pulmonares crônicas. A causa é quase sempre uma infecção viral. O patógeno raramente é identificado. O sintoma mais comum é tosse, com ou sem febre, e possivelmente produção de escarro. O diagnóstico baseia-se em achados clínicos. O tratamento é de suporte; antibióticos normalmente são desnecessários. O prognóstico é excelente.

Sinais e sintomas

Os sintomas são constituídos por tosse, com nenhum ou pouco escarro, acompanhada ou precedida de sintomas de IVAS. A duração típica dos sintomas antes da apresentação é de cerca de 5 dias ou mais.

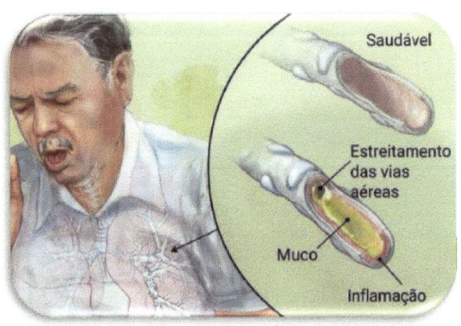

A dispneia subjetiva resulta de dor torácica causada por desconforto musculoesquelético decorrente de tosse ou aperto no peito relacionado ao broncoespasmo, não por hipóxia.

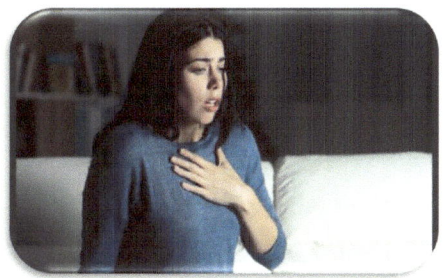

Frequentemente, não existem sinais, mas podem surgir roncos e sibilos esparsos. O escarro pode ser claro ou purulento. As características do escarro não correspondem a uma etiologia particular (isto é, viral versus bacteriana). Pode haver febre leve, mas febre alta ou prolongada é incomum e sugere influenza, pneumonia ou covid-19.

Na resolução, a tosse é o último sintoma a desaparecer e, muitas vezes, leva 2 a 3 semanas ou mesmo mais tempo para que isso aconteça.

Diagnóstico

O diagnóstico baseia-se nas manifestações clínicas. Em geral, testes microbiológicos não são necessários. Contudo deve-se testar os pacientes com sinais ou sintomas de covid-19 à procura de SARS-CoV-2.

Também deve-se considerar testes diagnósticos para influenza e coqueluche se há alta suspeita clínica com base na exposição e/ou características clínicas.

Os pacientes com queixa de dispneia devem ser submetidos à oximetria de pulso para descartar hipoxemia.

Faz-se uma radiografia de tórax se os achados sugerirem uma doença grave ou pneumonia (p. ex., aparência enferma, alteração no estado mental, febre alta, taquipnéia, hipoxemia, crepitações, sinais de consolidação ou derrame pleural).

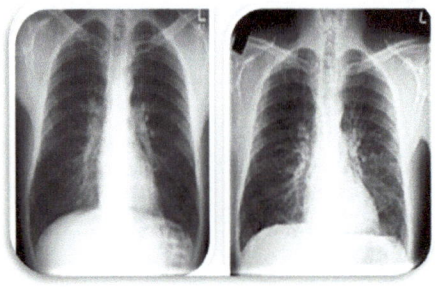

Os pacientes idosos são a exceção ocasional, uma vez que podem ter pneumonia sem febre nem achados auscultatórios, apresentando em vez disso um estado mental alterado e taquipnéia.

Coloração de Gram e cultura do escarro geralmente não são úteis. Pode-se testar as amostras nasofaríngeas à procura de influenza e coqueluche caso se suspeite clinicamente dessas doenças (p. ex., para coqueluche, tosse paroxística e persistente após 10 a 14 dias da doença, às vezes somente com o som de guincho característico e/ou vômito, exposição a um caso confirmado). Testes para infecção por Micoplasma e Clamídia não afetam o tratamento, assim não é recomendada. Geralmente não se recomenda o teste de painel viral porque os resultados não afetam o tratamento.

A tosse é solucionada em 2 semanas em 75% dos pacientes; nos outros 25%, pode levar até 8 semanas para desaparecer. Pacientes com tosse que piora após melhora inicial e aqueles com tosse que permanece por > 8 semanas devem ser submetidos a avaliação adicional, incluindo radiografia de tórax. Avaliar causas não infecciosas de tosse crônica, como asma, gotejamento pós-nasal e doença do refluxo gastroesofágico, é geralmente baseado na apresentação clínica. A diferenciação entre tosse decorrente e asma pode exigir testes de função pulmonar.

Tratamento

Bronquite aguda em pacientes do contrário saudáveis é a principal causa do uso excessivo de antibióticos. Quase todos os pacientes necessitam apenas de tratamento sintomático, como paracetamol e hidratação.

As evidências que apoiam a eficácia do uso rotineiro de outros tratamentos sintomáticos, como antitussígenos, mucolíticos e broncodilatadores, são fracas.

21

Deve-se considerar antitussígenos se a tosse for intensa ou interferir no sono. Pacientes com sibilos podem se beneficiar de agonistas beta-2 inaláveis (p. ex., albuterol) por alguns dias. Não se recomenda o uso mais amplo de beta-2-agonistas porque efeitos adversos como tremor, nervosismo e calafrios são comuns. Não há indicações claras para mucolíticos.

Embora alguns estudos tenham mostrado benefícios sintomáticos modestos com o uso de antibióticos na bronquite aguda, a baixa incidência de causa bacteriana, a natureza autolimitada da bronquite aguda e o risco de efeitos adversos e resistência a antibióticos contraindicam o uso disseminado de antibióticos. A escolha preferível inclui um macrolídeo como a azitromicina, 500 mg por via oral 1 vez, então 250 mg por via oral uma vez ao dia durante 4 dias, ou claritromicina 500 mg por via oral uma vez ao dia durante 7 dias.

Referências Bibliográficas

Bronquite aguda. Disponível em: <https://www.rededorsaoluiz.com.br/doencas/bronquite-aguda>. Acesso em: 4 abr. 2024.

BRUNA, M. H. V. Bronquite. Disponível em: <https://drauziovarella.uol.com.br/doencas-e-sintomas/bronquite/amp/>. Acesso em: 4 abr. 2024.

SETHI, S. Bronquite aguda. Disponível em: <https://www.msdmanuals.com/pt-br/profissional/dist%C3%BArbios-pulmonares/bronquite-aguda/bronquite-aguda>. Acesso em: 4 abr. 2024.

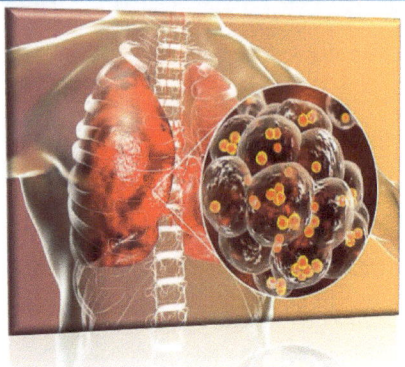

A Pneumonia adquirida na comunidade é definida como pneumonia adquirida fora do hospital. Os patógenos mais comumente identificados são Streptococcus pneumoniae, Haemophilus influenzae, bactérias atípicas (isto é, Chlamydia pneumoniae, Mycoplasma pneumoniae e espécies de Legionella) e vírus.

Etiologia

Muitos microrganismos causam pneumonia adquirida na comunidade, incluindo bactérias, vírus e fungos. Os patógenos variam com a idade do paciente e com outros fatores, mas a importância relativa de cada um como causa de pneumonia adquirida na comunidade é incerta, uma vez que a maioria dos pacientes não é submetida a exames completos e, mesmo com os exames, identificam-se etiologias específicas em < 50% dos casos.

Causas bacterianas

As bactérias mais comuns são

S. pneumoniae

H. influenzae

C. pneumoniae

M. pneumoniae

As pneumonias causadas por clamídia e micoplasma são, muitas vezes, clinicamente indistinguíveis de outras causas.

23

A pneumonia por Chlamydia psittaci (psitacose) é rara e ocorre em pacientes que possuem ou são frequentemente expostos a psitacídeos (isto é, papagaios, periquitos, araras).

Desde 2000, a incidência de infecções cutâneas por Staphylococcus aureus resistentes à meticilina (SARM-AC) adquirido na comunidade aumentou significativamente.

P. aeruginosa é uma causa especialmente comum de pneumonia em pacientes com fibrose cística, neutropenia, síndrome da imunodeficiência adquirida (aids) avançada e/ou bronquiectasia. Outro fator de risco de pneumonia por P. aeruginosa é a internação com administração de antibióticos IV nos últimos 3 meses

Uma série de outros organismos causa infecção pulmonar em pacientes imunocompetentes.

Febre Q, tularemia, antraz e peste são síndromes bacterianas raras em que a pneumonia pode ser uma característica proeminente. Tularemia, antraz e peste devem levantar a suspeita de bioterrorismo.

Causas virais

A sobreposição de infecção bacteriana pode dificultar a distinção entre infecção bacteriana e viral.

Causas virais comuns são:

Coronavírus (desde 2020, principalmente SARS-CoV-2)

Vírus sincicial respiratório (VSR)

Adenovírus

Vírus da influenza

Metapneumovirus

Vírus da parainfluenza

Vírus de Epstein-Barr e vírus Coxsackie constituem viroses comuns, que raramente provocam pneumonia. A influenza sazonal raramente é capaz de provocar pneumonia viral direta, mas muitas vezes predispõe ao desenvolvimento de pneumonia bacteriana secundária grave. Vírus da varicela e hantavírus causam infecção pulmonar como parte da catapora do adulto e síndrome pulmonar por hantavírus. Um coronavírus causa a síndrome respiratória aguda grave (Sars) e a síndrome respiratória do Oriente Médio (MERS) e covid-19.

Pneumonia em crianças

Em crianças, as causas mais comuns de pneumonia dependem da idade:

< 5 anos: mais frequentemente vírus; entre as bactérias, S. pneumoniae, S. aureus e S. pyogenes, são comuns

≥ 5 anos: Mais frequentemente, as bactérias S. pneumoniae, M. pneumoniae ou Chlamydia pneumoniae

Sinais e sintomas

Os sintomas compreendem mal-estar, resfriado, calafrio, tosse, dispneia e dor torácica.

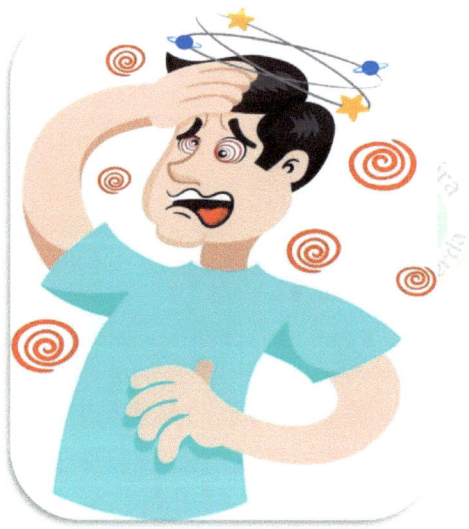

A tosse é tipicamente produtiva em crianças mais velhas e adultos e seca em lactentes, crianças mais jovens e idosos. Em geral, a dispneia é leve e relacionada com o esforço, estando raramente presente no repouso. A dor torácica é pleurítica e adjacente à área infectada.

A pneumonia pode se manifestar como dor abdominal superior quando a infecção do lobo inferior irrita o diafragma. Sintomas gastrointestinais (náuseas, vômitos, diarreia) também são comuns.

Os sintomas tornam-se variáveis nos extremos das idades. A infecção em lactentes pode se manifestar como irritabilidade e inquietação inespecíficas. Em idosos, a infecção pode se manifestar como confusão e obnubilação.

Os sinais incluem febre, taquipnéia, taquicardia, crepitações, sons respiratórios brônquicos, egofonia (alteração de I para E — quando, durante a ausculta, um paciente fala a letra "I" e por meio do estetoscópio o examinador ouve a letra "E"), e macicez à percussão.

Sinais de derrame pleural também podem estar presentes. Batimento das asas do nariz, uso de músculos acessórios e cianose são comuns em crianças. Observe na imagem abaixo o derrame pleural no pulmão direito.

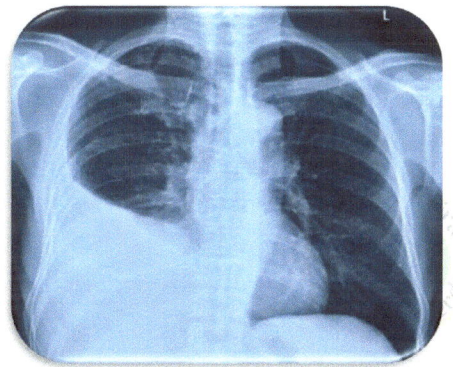

A febre frequentemente está ausente em idosos.

Anteriormente, acreditava-se que os sinais e sintomas diferiam pelo tipo de patógeno. Por exemplo, considerava-se que os fatores que sugeriam uma pneumonia viral incluíssem um início gradual, prévios sintomas de infecção do trato respiratório superior, achados difusos na ausculta e ausência de uma aparência tóxica. Os patógenos atípicos eram considerados mais prováveis quando o início era menos agudo e durante surtos comunitários conhecidos. Contudo, as manifestações nos pacientes com patógenos típicos e atípicos se sobrepõem consideravelmente. Além disso, nenhum sinal ou sintoma é sensível ou específico o suficiente para predizer o microrganismo.

Diagnóstico

Suspeita-se do diagnóstico de pneumonia com base nas manifestações clínicas e infiltrado visto na radiografia de tórax.

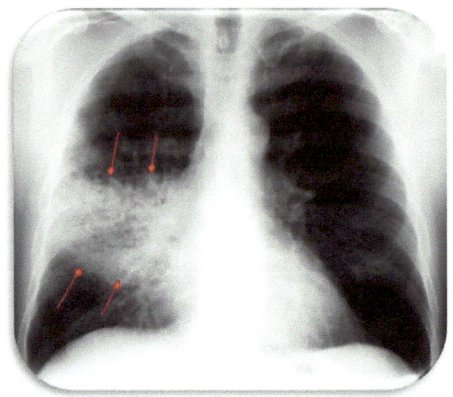

Quando há alta suspeita clínica de pneumonia e a radiografia de tórax não revela um infiltrado, recomenda-se fazer uma tomografia computorizada (TC) ou repetir a radiografia torácica em 24 a 48 horas.

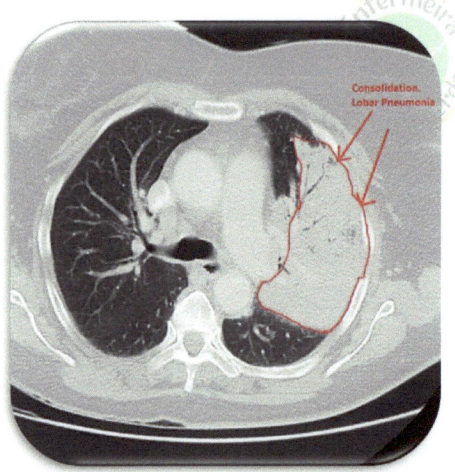

Estima-se a gravidade da pneumonia utilizando uma variedade de fatores clínicos e laboratoriais (ver Estratificação de risco) que às vezes são organizados utilizando sistemas de classificação quantitativa. Tipicamente, os testes são saturação de oxigênio, hemograma completo e perfil metabólico básico ou completo.

O diagnóstico diferencial em pacientes com sintomas semelhantes aos da pneumonia inclui bronquite aguda e exacerbação da doença pulmonar obstrutiva crônica

27

(DPOC), que pode ser distinguida de pneumonia pela ausência de infiltrados na radiografia de tórax. Outras doenças devem ser consideradas, particularmente quando os achados são inconsistentes ou não típicos, como insuficiência cardíaca, pneumonia em organização e pneumonite por hipersensibilidade. O erro diagnóstico mais grave é embolia pulmonar, que pode ser mais provável nos pacientes com dispneia de início agudo, pouca secreção, sem infecção do trato respiratório superior associada ou sintomas sistêmicos e fatores de risco de tromboembolia, assim, deve-se considerar testar embolia pulmonar nos pacientes com esses sintomas e fatores de risco.

Culturas quantitativas de amostras obtidas via broncoscopia ou aspirados, se forem obtidas antes da administração de antibióticos, podem ajudar a distinguir entre uma colonização bacteriana (isto é, presença de microrganismos em níveis que não provocam sintomas nem resposta inflamatória) e uma infecção. No entanto, a broncoscopia geralmente só é feita em pacientes em ventilação mecânica ou naqueles com outros fatores de risco de microrganismos incomuns ou pneumonia complicada (p. ex., imunocomprometimento, insucesso no tratamento empírico).

A distinção entre pneumonias bacterianas e virais é desafiadora. Muitos estudos investigaram a utilidade de testes clínicos, exames de imagem e exames de sangue de rotina, mas nenhum teste é confiável o suficiente para fazer essa diferenciação. Mesmo a identificação de um vírus não impede a infecção concomitante por uma bactéria; portanto, indicam-se antibióticos para quase todos os pacientes com pneumonia adquirida na comunidade.

Em pacientes ambulatoriais com pneumonia leve, nenhum exame diagnóstico adicional é necessário.

Pacientes com pneumonia moderada ou grave, leucometria, dosagem de eletrólitos, nitrogênio da ureia sanguínea e creatinina sérica ajudam a classificar o risco e a hidratação. Também deve-se fazer testes de oximetria de pulso e gasometria arterial (GA) para avaliar a oxigenação. Para pacientes com pneumonia moderada ou grave que exigem hospitalização, realizam-se 2 séries de hemoculturas para avaliar se há bacteremia e sepse. A Infectious Diseases Society of America (IDSA) fornece um guia para os exames recomendados com base nos fatores demográficos e de risco do paciente (Infectious Diseases Society of America Clinical Guidelines on Community-Acquired Pneumonia).

Prognóstico

O prognóstico é excelente para os pacientes relativamente jovens e/ou para os indivíduos sadios, mas muitas pneumonias, em especial quando causadas por S. pneumoniae, Legionella, Staphylococcus aureus e vírus influenza, são graves ou mesmo fatais para pacientes mais idosos e mais enfermos.

Tratamento

Para a realização de tratamento adequado é necessário fazer a estratificação de risco por meio de regras de previsão de risco pode ser utilizada para estimar o risco de mortalidade e, portanto, ajudar a orientar as decisões em relação à hospitalização. Essas regras foram utilizadas para identificar os pacientes que podem ser tratados ambulatorialmente com segurança e os pacientes que precisam ser internados devido ao alto risco de complicações. Contudo, essas regras devem suplementar, não substituir, o julgamento clínico porque muitos fatores não representados, como a probabilidade de adesão, a capacidade de cuidar de si mesmo e a capacidade de manter a ingestão oral também devem influenciar as decisões de triagem.

O Índice de Gravidade da Pneumonia (IGP) é a regra de previsão mais estudada e validada. Mas como o IGP é complexo e requer diversas avaliações laboratoriais, regras mais simples como a CURB-65 normalmente são recomendadas para uso clínico. O uso dessas regras de previsão levou a uma redução nas hospitalizações desnecessárias para os pacientes com doença mais leve.

No CURB-65, atribui-se 1 ponto a cada um dos seguintes fatores de risco:

Confusão mental

Uremia (nitrogênio ureico sérico ≥ 19 mg/dL [6,8 mmol/L])

Frequência respiratória > 30 respirações/min

PA sistólica < 90 mmHg ou diastólica < 60 mmHg

Idade ≥ 65 anos

As classificações podem ser utilizadas da seguinte maneira:

0 ou 1 pontos: o risco de morte é < 3%. O tratamento ambulatorial geralmente é apropriado.

2 pontos: O risco de morte é de 9%. Deve-se considerar a hospitalização.

≥ 3 pontos: O risco de morte é 15 a 40%. Indica-se a hospitalização e, especialmente em caso de 4 ou 5 pontos, considera-se a internação em uma unidade de terapia intensiva (UTI).

O uso do escore CRB-65 é semelhante ao do CURB-65, com:

0 pontos: apropriado para tratamento ambulatorial;

1 a 2 pontos: considerar hospitalização;

≥ 3 pontos: considerar internação em UTI.

A antibioticoterapia é a base do tratamento da pneumonia adquirida na comunidade.

O tratamento apropriado envolve o início de antibióticos empíricos o mais rápido possível, preferivelmente ≤ 4 horas após as manifestações clínicas.

Como a identificação do patógeno é difícil e leva tempo, seleciona-se o esquema empírico de antibióticos com base nos patógenos prováveis e na gravidade da doença. Foram desenvolvidas diretrizes consensuais por muitas organizações profissionais, no qual as mesmas devem ser adaptadas aos padrões de suscetibilidade locais, formulários de fármacos e circunstâncias individuais dos pacientes. Se um patógeno for subsequentemente identificado, os resultados dos testes de sensibilidade a antibióticos podem ajudar a orientar quaisquer alterações no tratamento com antibióticos.

Para crianças, o tratamento depende da idade, vacinas anteriores, e se o tratamento é ambulatorial ou hospitalar.

Para crianças tratadas ambulatorialmente, os tratamentos são ditados pela idade:

< 5 anos: amoxicilina ou amoxicilina/clavulanato é geralmente o fármaco de escolha. Se a epidemiologia sugere um patógeno atípico como a causa e os achados clínicos são compatíveis, pode-se utilizar no lugar um macrolídeo (p. ex., azitromicina, claritromicina). Alguns especialistas sugerem não utilizar antibióticos se as características clínicas sugerirem fortemente uma pneumonia viral.

≥ 5 anos: amoxicilina ou (particularmente se um patógeno atípico não puder ser excluído) amoxicilina mais um macrolídeo. Amoxicilina/clavulanato também é uma alternativa. Se a causa parece ser um patógeno atípico, pode-se utilizar um macrolídeo isoladamente.

Para crianças tratadas em regime de internação, o tratamento com antibióticos tende a ser de mais amplo espectro e depende das vacinas anteriores recebidas pela criança:

Totalmente imunizadas (contra S. pneumoniae e H. influenzae tipo b): ampicilina ou penicilina G (alternativas são a ceftriaxona ou a cefotaxima). Se houver suspeita de SARM, adiciona-se vancomicina ou clindamicina. Se um patógeno atípico não puder ser excluído, adiciona-se um macrolídeo.

Não totalmente imunizadas: ceftriaxona ou cefotaxima (uma alternativa é levofloxacina). Se houver suspeita de SARM, adiciona-se vancomicina ou clindamicina. Se um patógeno atípico não puder ser excluído, adiciona-se um macrolídeo.

Com o tratamento empírico, 90% dos pacientes com pneumonia bacteriana melhoram. A melhora manifesta-se pela diminuição da tosse e dispneia, redução na febre, alívio da dor torácica e declínio na contagem de leucócitos.

Se os pacientes não apresentam melhora deve levantar suspeita de:

Um organismo incomum.

Resistência ao antimicrobiano utilizado no tratamento.

Empiema.

Coinfecção ou superinfecção por um 2º agente infeccioso.

Uma lesão endobrônquica obstrutiva.

Imunossupressão.

Foco metastático da infecção com redisseminação (no caso de infecção pneumocócica).

Não adesão ao tratamento (no caso de pacientes ambulatoriais).

Diagnóstico errado (isto é, doença de causa não infecciosa, como pneumonite aguda por hipersensibilidade).

Quando a terapia usual falha, indica-se consulta com um especialista em doenças pulmonares e/ou infecciosas.

A terapia antiviral pode ser indicada para pneumonias virais específicas.

Para influenza, oseltamivir, 75 mg por via oral, ou zanamivir, 10 mg, por via inalatória duas vezes ao dia, iniciados dentro de 48 horas do início dos sintomas e administrados durante 5 dias reduzem a duração e a gravidade dos sintomas em pacientes que desenvolveram infecção por influenza.

O aciclovir, 10 mg/kg, por via intravenosa (IV), a cada 8 horas, para adultos, ou 250 a 500 mg/m2 de área de superfície corporal, IV, a cada 8 horas, para crianças, é recomendado para infecções pulmonares por varicela.

Embora pneumonia viral pura ocorra, infecções bacterianas sobrepostas são comuns e exigem antibióticos direcionados contra S. pneumoniae, H. influenzae e S. aureus.

Geralmente não se recomenda radiografias de acompanhamento em pacientes cuja pneumonia se resolve clinicamente dentro do esperado. O desaparecimento das anormalidades radiográficas pode atrasar a resolução clínica em várias semanas. Deve-se considerar a realização de uma radiografia de tórax em pacientes com sintomas de pneumonia que não se resolvem ou que pioram ao longo do tempo.

Referências Bibliográficas

SETHI, S. Pneumonia adquirida na comunidade. Disponível em: <https://www.msdmanuals.com/pt-br/profissional/dist%C3%BArbios-pulmonares/pneumonia/pneumonia-adquirida-na-comunidade>. Acesso em: 4 abr. 2024.

No title. Disponível em: <https://www.sanarmed.com/pneumonia-adquirida-na-comunidade-pac>. Acesso em: 4 abr. 2024.

Pneumonia Adquirida na Comunidade. Disponível em: <https://sp.unifesp.br/epe/desm/noticias/dia-da-pneumonia>. Acesso em: 4 abr. 2024.

Gomes, M; Afiune J. B Série atualização e reciclagem em pneumologia SPPT. Vol. 5 Editora Atheneu.

Brasil.Ministério da Saúde, Datasus (www.datasus.com.br).

Prática Pneumológica/organização Renato Maciel, Miguel Abidon Aidé – 2 ed- Rio de Janeiro: Guanabara Koogan,2017.

Doenças Diarreicas Agudas (DDA)

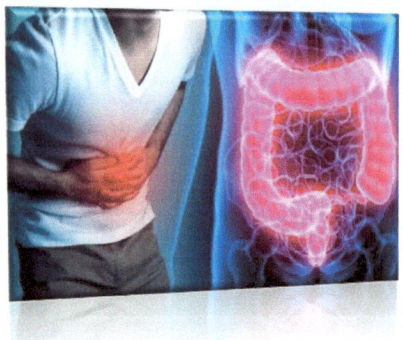

As doenças diarreicas agudas (DDA) correspondem a um grupo de doenças infecciosas gastrointestinais. São caracterizadas por uma síndrome em que há ocorrência de no mínimo três episódios de diarreia aguda em 24 horas, ou seja, diminuição da consistência das fezes e aumento do número de evacuações, quadro que pode ser acompanhado de náusea, vômito, febre e dor abdominal. Em geral, são doenças autolimitadas com duração de até 14 dias. Em alguns casos, há presença de muco e sangue, quadro conhecido como disenteria. A depender do agente causador da doença e de características individuais dos pacientes, as DDA podem evoluir clinicamente para quadros de desidratação que variam de leve a grave.

A diarreia pode ser de origem não infecciosa podendo ser causada por medicamentos, como antibióticos, laxantes e quimioterápicos utilizados para tratamento de câncer, ingestão de grandes quantidades de adoçantes, gorduras não absorvidas, e até uso de bebidas alcoólicas, por exemplo. Além disso, algumas doenças não infecciosas também podem desencadear diarreia, como a doença de Chron, as colites ulcerosas, a doença celíaca, a síndrome do intestino irritável e intolerâncias alimentares como à lactose e ao glúten.

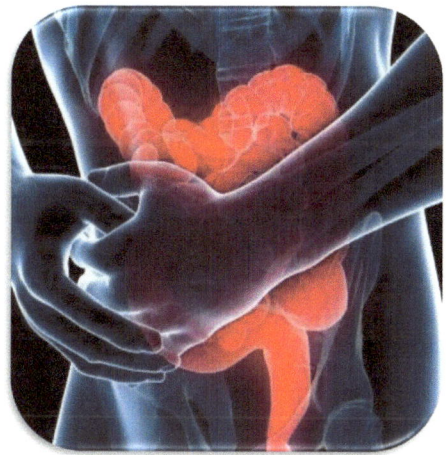

Fique de olho: Se tratadas incorretamente ou não tratadas, as doenças diarreicas agudas podem levar à desidratação grave e ao distúrbio hidroeletrolítico, podendo ocorrer óbito, principalmente quando associadas à desnutrição ou à imunodepressão.

Causas

As doenças diarreicas agudas (DDA) podem ser causadas por diferentes microrganismos infecciosos (bactérias, vírus e outros parasitas, como os protozoários) que geram a gastroenterite – inflamação do trato gastrointestinal – que afeta o estômago e o intestino. A infecção é causada por consumo de água e alimentos contaminados, contato com objetos contaminados e também pode ocorrer pelo contato com outras pessoas, por meio de mãos contaminadas, e contato de pessoas com animais.

Fatores de risco

Qualquer pessoa, de qualquer faixa etária e gênero, pode manifestar sinais e sintomas das doenças diarreicas agudas após a contaminação.

No entanto, alguns comportamentos podem colocar as pessoas em risco e facilitar a contaminação como:

Ingestão de água sem tratamento adequado;

Consumo de alimentos sem conhecimento da procedência, do preparo e armazenamento;

Consumo de leite in natura (sem ferver ou pasteurizar) e derivados;

Consumo de produtos cárneos e pescados e mariscos crus ou malcozidos;

Consumo de frutas e hortaliças sem higienização adequada;

Viagem a locais em que as condições de saneamento e de higiene sejam precárias;

Falta de higiene pessoal.

Sinais e sintomas

Ocorrência de no mínimo três episódios de diarreia aguda no período de 24hrs (diminuição da consistência das fezes – fezes líquidas ou amolecidas e aumento do número de evacuações) podendo ser acompanhados de:

Cólicas abdominais;

Dor abdominal;

Febre;

Sangue ou muco nas fezes;

Náusea;

Vômitos.

Complicações

A principal complicação é a desidratação, que se não for corrigida rápida e adequadamente, em grande parte dos casos, especialmente em crianças e idosos, pode causar complicações mais graves.

Deve-se avaliar o estado de hidratação do paciente, levando-se em consideração alguns critérios especificados em cada grupo:

Grupo A (Sem desidratação)

Observe

Estado geral: ativo, alerta;

Olhos: sem alterações;

Sede: sem sede;

Lagrimas: presentes;

Boca/língua: úmida;

Explore

Sinal da prega abdominal: desaparece imediatamente;

Pulso: cheio;

Perda de peso: sem perda;

Decida: Sem sinais de desidratação.

Trate: plano A

Grupo B (Com desidratação)

Observe

Estado geral: irritado, intranquilo;

Olhos: fundos;

Sede: sedento, bebe rápido e avidamente;

Lagrimas: ausentes;

Boca/língua: seca ou levemente seca;

Explore

Sinal da prega abdominal: desaparece lentamente;

Pulso: cheio;

Perda de peso: até 10%;

Decida: Se apresentar dois ou mais sinais: com desidratação.

Trate: plano B

Grupo C

(Com desidratação grave)

Observe

Estado geral: Comatoso, hipotônico, letárgico ou inconsciente*;

Olhos: fundos;

Sede: Não é capaz de beber*;

Lagrimas: ausentes;

Boca/língua: Muito seca;

Explore

Sinal da prega abdominal: Desaparece muito lentamente (mais de 2 segundos);

Pulso: Fraco ou ausente*;

Perda de peso: Acima de 10%;

Decida: Se apresentar dois ou mais sinais sendo ao menos um destacado com asterisco (*): DESIDRATAÇÃO GRAVE.

36

Trate: plano C

Diagnóstico

O diagnóstico das causas etiológicas, ou seja, dos microrganismos causadores da DDA é realizado apenas por exame laboratorial por meio de exames parasitológicos de fezes, cultura de bactérias (coprocultura) e pesquisa de vírus.

Em casos de surto, solicitar orientação da equipe de vigilância epidemiológica do município para coleta de amostras.

Importante: As fezes devem ser coletadas antes da administração de antibióticos e outros medicamentos ao paciente.

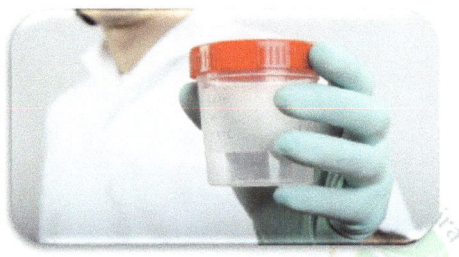

Recomenda-se a coleta de 2 a 3 amostras de fezes por paciente.

A coleta de fezes para análise laboratorial é de grande importância para a identificação de agentes circulantes e, especialmente em caso de surtos, para se identificar o agente causador do surto, bem como a fonte da contaminação.

Prevenção

As intervenções para prevenir a diarreia incluem ações institucionais de saneamento e de saúde, além de ações individuais que devem ser adotadas pela população:

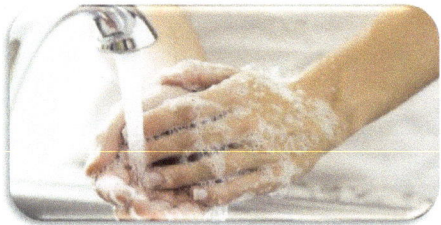

Lave sempre as mãos com sabão e água limpa principalmente antes de preparar ou ingerir alimentos, após ir ao banheiro, após utilizar transporte público ou tocar superfícies que possam estar sujas, após tocar em animais, sempre que voltar da rua, antes e depois de amamentar e trocar fraldas;

Lave e desinfete as superfícies, os utensílios e equipamentos usados na preparação de alimentos;

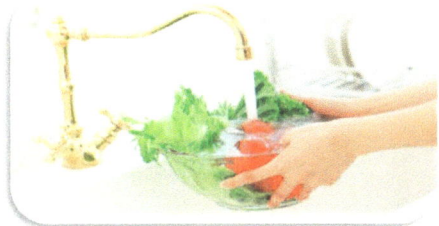

Proteja os alimentos e as áreas da cozinha contra insetos, animais de estimação e outros animais (guarde os alimentos em recipientes fechados);

Trate a água para consumo (após filtrar, ferver ou colocar duas gotas de solução de hipoclorito de sódio a 2,5% para cada litro de água, aguardar por 30 minutos antes de usar);

Guarde a água tratada em vasilhas limpas e com tampa, sendo a "boca" estreita para evitar a recontaminação;

Não utilize água de riachos, rios, cacimbas ou poços contaminados para banhar ou beber;

Evite o consumo de alimentos crus ou malcozidos (principalmente carnes, pescados e mariscos) e alimentos cujas condições higiênicas, de preparo e acondicionamento, sejam precárias;

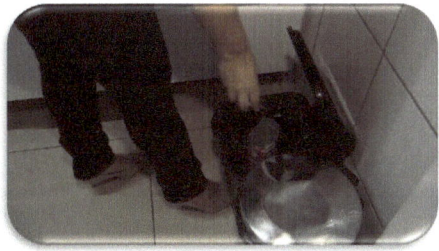

Ensaque e mantenha a tampa do lixo sempre fechada; quando não houver coleta de lixo, este deve ser enterrado em local apropriado;

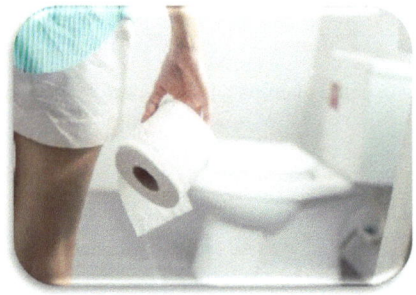

Use sempre o vaso sanitário, mas se isso não for possível, enterre as fezes sempre longe dos cursos de água;

Evite o desmame precoce. Manter o aleitamento materno aumenta a resistência das crianças contra as diarreias.

Tratamento

O tratamento adequado das doenças diarreicas agudas se prioriza de forma excepcional a prevenção e a rápida correção da desidratação por meio da ingestão de líquidos e solução de sais de reidratação oral (SRO) ou fluidos endovenosos, dependendo do estado de hidratação e da gravidade do caso. Por isso, apenas após a avaliação clínica do paciente, o tratamento adequado deve ser estabelecido, conforme os planos A, B e C descritos abaixo. Para indicar o tratamento é imprescindível a avaliação clínica do paciente e do seu estado de hidratação.

A abordagem clínica constitui a coleta de dados importantes na anamnese, como:

Início dos sinais e sintomas

Número de evacuações

Presença de muco ou sangue nas fezes

Febre

Náuseas e vômitos

Presença de doenças crônicas

Verificação se há parentes ou conhecidos que também adoeceram com os mesmos sinais/sintomas

O exame físico, com enfoque na avaliação do estado de hidratação, é importante para avaliar a presença de desidratação e a instituição do tratamento adequado, além disso, o paciente deve ser pesado, sempre que possível. Se não houver dificuldade de

39

deglutição e o paciente estiver consciente, a alimentação habitual deve ser mantida e deve-se aumentar a ingestão de líquidos, especialmente de água.

Observação: O Tratamento com antibiótico deve ser reservado apenas para os casos de DDA com sangue ou muco nas fezes (disenteria) e comprometimento do estado geral ou em caso de cólera com desidratação grave, sempre com acompanhamento médico.

Plano A

Para prevenir a desidratação no domicilio;

Ingerir/oferecer mais liquido que o habitual para prevenir a desidratação:

O paciente deve tomar líquidos caseiros (água, chá, suco, agua de coco, sopas) ou solução de sais de reidratação oral (SRO) após cada evacuação diarreica e episódio de vomito, em pequenas quantidades e maior frequência.

Não utilizar refrigerantes e, preferencialmente, não adoçar o chá ou o suco.

Manter a alimentação habitual para prevenir a desnutrição;

Manter a alimentação habitual - tanto as crianças como os adultos.

Criança em aleitamento materno exclusivo - o único liquido que deve ser oferecido, além do leite materno, e a solução de SRO.

Levar o paciente imediatamente ao estabelecimento de saúde se:

Não melhorar em 2 dias.

Apresentar qualquer um dos sinais de alerta abaixo:

Sinais de perigo:

Piora da diarreia (ex.: aumento da frequência ou do volume);

Vômitos repetidos;

Sangue nas fezes;

Diminuição da diurese;

Muita sede;

Recusa de alimentos;

Orientar o paciente ou acompanhante para:

Reconhecer os sinais de desidratação e sinais de alerta.

Preparar e administrar a solução de sais de reidratação oral.

Praticar medidas de higiene pessoal e domiciliar (lavagem adequada das mãos, tratamento da água intradomiciliar e higienização dos alimentos).

Administrar zinco 1 vez ao dia, durante 10 a 14 dias.

Até 6 meses: 10 mg/dia.

Maiores de 6 meses a menores de 5 anos: 20 mg/dia.

Quantidade de líquidos que devem ser administrados/ingeridos de acordo com a idade após evacuação diarreica:

Menores de 1 ano: 50-100ml

De 1 a 10 anos: 100-200ml

Maiores de 10 anos: Quantidade que o paciente aceitar

Plano B

Consiste em três etapas direcionadas ao paciente com desidratação, porém sem gravidade, com capacidade de ingerir líquidos, que deve ser tratado com SRO na Unidade de Saúde, onde deve permanecer até a reidratação completa.

Administrar solução de sais de reidratação oral;

Apenas como orientação inicial, o paciente deverá receber de 50 a 100 ml/kg (média de 75 ml/kg) para ser administrado no período de 4-6 horas;

A quantidade de solução ingerida dependera da sede do paciente;

A solução de SRO deverá ser administrada continuamente, até que desapareçam os sinais de desidratação;

Se o paciente desidratado, durante o manejo do Plano B apresentar vômitos persistentes, administrar uma dose de antiemético ondansetrona:

Crianças de 6 meses a 2 anos: 2 mg (0,2 a 0,4 mg/kg)

Maiores de 2 anos a 10 anos (até 30 kg): 4 mg

Adultos e crianças com mais de 10 anos (mais de 30 kg): 8 mg

Alerta: não utilizar em gestantes.

Durante a reidratação, reavaliar o paciente seguindo as etapas do quadro "Avaliação do estado de hidratação do paciente";

Se desaparecerem os sinais de desidratação, utilize o Plano A;

Se continuar desidratado, indicar a sonda nasogástrica (gastróclise);

Se o paciente evoluir para desidratação grave, seguir o Plano C.

Durante a permanência do paciente ou do acompanhante no serviço de saúde, orientar a:

Reconhecer os sinais de desidratação.

Preparar e administrar a solução de SRO.

Praticar medidas de higiene pessoal e domiciliar (lavar adequadamente as mãos, tratar a água para consumo humano (ingestão) e higienizar os alimentos).

Atenção:

Se após 6 horas de tratamento não houver melhora da desidratação, encaminhar ao hospital de referência para internação.

O plano B deve ser realizado na Unidade de Saúde.

Os pacientes deverão permanecer na Unidade de saúde até a reidratação completa.

Plano C

Consiste em duas fases de reidratação endovenosa destinada ao paciente com desidratação grave. Nessa situação o paciente deverá ser transferido o mais rapidamente possível. Os primeiros cuidados na unidade de saúde são importantíssimos e já devem ser efetuados à medida que o paciente seja encaminhado ao serviço hospitalar de saúde.

Realizar reidratação endovenosa no serviço saúde/hospital (fase rápida e a fase de manutenção e reposição para todas as idades);

Fase de expansão - menores de 1 ano:

1° Soro fisiológico a 0,9% ou ringer lactato 30 ml/kg em 1 hora.

2° Soro fisiológico a 0,9% ou ringer lactato 70 ml/kg em 5 horas.

Fase de expansão – a partir de 1 ano:

1° Soro fisiológico a 0,9% ou ringer lactato 30 ml/kg em 30 minutos.

2° Soro fisiológico a 0,9% ou ringer lactato 70 ml/kg em 2 horas e 30 minutos.

Para recém-nascidos ou menores de 5 anos e com cardiopatias graves:

Começar com 10 ml/kg de peso.

Fase de manutenção/reposição para todas as faixas etárias:

3° Soro glicosado a 5% + soro fisiológico a 0,9% na proporção de 4:1 (manutenção):

Peso até 10kg: 100 ml/kg em 24 horas.

Peso de 10 a 20kg: 1.000 ml + 50 ml/kg de peso que exceder 10 kg em 24 horas.

Peso acima de 20kg: 1.500 ml + 20ml/kg de peso que exceder 20kg (no máximo 2.000 ml) em 24 horas.

3° Soro glicosado a 5% + soro fisiológico a 0,9% na proporção de 1:1 (reposição):

Iniciar com 50 ml/kg/dia, reavaliar esta quantidade de acordo com as perdas do paciente em 24 horas.

KCl a 10%: 2 ml para cada 100 ml de solução da fase de manutenção em 24 horas.

Avaliar o paciente continuamente. Se não houver melhora da desidratação, aumentar a velocidade de infusão/gotejamento.

Iniciar a reidratação por via oral com solução de SRO quando o paciente puder beber, geralmente 2 a 3 horas após o início da reidratação endovenosa, concomitantemente.

Interromper a reidratação por via endovenosa somente quando o paciente puder ingerir a solução de SRO em quantidade suficiente para se manter hidratado.

A quantidade de solução de SRO necessária varia de um paciente para outro, dependendo do volume das evacuações.

Observar o paciente por pelo menos 6 horas.

Reavaliar o estado de hidratação e orientar quanto ao tratamento apropriado a ser seguido:

Plano A, B ou continuar com o C.

Os pacientes que estiverem sendo reidratados por via endovenosa, devem permanecer no estabelecimento de saúde até que estejam completamente hidratados e conseguindo manter a hidratação por via oral.

IDENTIFICAR DISENTERIA OU OUTRAS PATOLOGIAS ASSOCIADAS A DIARRÉIA

Verificar se o paciente tem sangue nas fezes (disenteria) e avaliar o seu estado geral;

Se apresentar sangue nas fezes e comprometimento do estado geral, conforme o quadro de avaliação do estado de hidratação do paciente e/ou febre alta persistente, dor abdominal, tenesmo ou comprometimento sistêmico:

Reidratar o paciente conforme os Planos A, B ou C definido segundo estado de hidratação;

Iniciar antibioticoterapia para crianças com até 30 kg (até 10 anos), (a partir de 3 meses e sem imunodeficiência):

Azitromicina: 10 mg/kg/dia, via oral, no primeiro dia e 5 mg/kg/dia por mais 4 dias

Ceftriaxona: 50 mg/kg intramuscular 1 vez ao dia, por 3 a 5 dias, como alternativa

Crianças menores de 3 meses ou criança com imunodeficiência:

Ceftriaxona: 50 a 100 mg/kg endovenosa 1 vez ao dia. Se não estiver hospitalizada, administrar a primeira dose intramuscular e referenciar ao hospital.

Crianças com mais de 30 kg (com mais de 10 anos), adolescentes e adultos:

Ciprofloxacino: 1 comprimido de 500 mg de 12/12h, via oral, por 3 dias

Ceftriaxona: 50 a 100 mg/kg intramuscular 1 vez ao dia, por 3 a 5 dias, como alternativa

Observação: crianças com quadro de desnutrição devem ter o primeiro atendimento em qualquer estabelecimento de saúde, devendo-se iniciar hidratação e antibioticoterapia de forma imediata, até que chegue ao hospital.

Orientar o paciente ou acompanhante para aumento da ingestão de líquidos e manter a alimentação habitual, caso o tratamento seja realizado no domicilio;

Reavaliar o paciente após 2 dias;

Se persistir a presença de sangue nas fezes após 48 horas do início do tratamento:

Se criança (até 10 anos): encaminhar para internação hospitalar.

Se adulto, adolescente ou crianças com mais de 10 anos:

Condições gerais boas: seguir Planos A, B ou C, conforme estado de hidratação - não usar antibioticoterapia.

Condições gerais comprometidas: administrar ceftriaxona 50 a 100 mg/kg, via intramuscular, 1 vez ao dia, por 3 a 5 dias, ou encaminhar para internação hospitalar.

Identificar diarreia persistente/crônica;

Se tiver mais de 14 dias de evolução da doença, encaminhar o paciente para a uma unidade hospitalar, se:

For menor de 6 meses.

Apresentar sinais de desidratação. Nesse caso, reidrate-o primeiro e, em seguida, encaminhe-o a uma unidade hospitalar.

Observação: quando não houver condições de encaminhar para a unidade hospitalar, orientar o responsável/ acompanhante para administrar líquidos e manter a alimentação habitual no domicilio enquanto aguarda referência hospitalar.

Caso apresente algum sinal de alerta, como:

Piora da diarreia (ex.: aumento da frequência ou do volume);

Vômitos repetidos;

Sangue nas fezes;

Diminuição da diurese;

Muita sede;

Recusa de alimentos;

Levar imediatamente a um estabelecimento de saúde para atendimento.

Pacientes maiores de 6 meses sem sinais de desidratação: encaminhar para consulta medica para investigação e tratamento.

Observar se há desnutrição grave.

Se o paciente estiver com desnutrição grave:

Hidratado: encaminhar para o tratamento no estabelecimento de saúde;

Desidratado: iniciar imediatamente a reidratação e em seguida encaminhar o paciente para o tratamento no estabelecimento de saúde. Entregar ao paciente ou responsável envelopes de SRO em quantidade suficiente e recomendar que continue a reidratação até que chegue ao estabelecimento de saúde em que receberá o tratamento.

Verificar a temperatura.

Se o paciente estiver com a temperatura de 39 °C ou mais, além do quadro diarreico, investigar e tratar outras possíveis causas, por exemplo, pneumonia, otite, amigdalite, faringite, infecção urinaria.

Referências Bibliográficas

Doenças diarreicas agudas (DDA). Disponível em: <https://www.gov.br/saude/pt-br/assuntos/saude-de-a-a-z/d/dda>.

O que são doenças diarreicas agudas? Disponível em: <https://www.tjdft.jus.br/informacoes/programas-projetos-e-acoes/pro-vida/dicas-de-saude/pilulas-de-saude/o-que-sao-doencas-diarreicas-agudas>. Acesso em: 5 abr. 2024.

SETIC-UFSC. DAS/PRODEGESP – Departamento de Atenção à Saúde. Disponível em: <http://das.prodegesp.ufsc.br/doencas-diarreicas-agudas-dda/>.

Manejo do paciente com diarreia (cartaz). Disponível em: <https://www.gov.br/saude/pt-br/assuntos/saude-de-a-a-z/d/dtha/publicacoes/manejo-do-paciente-com-diarreia-cartaz/view>. Acesso em: 5 abr. 2024.

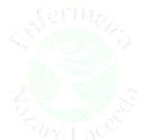

Doenças do Aparelho Digestivo

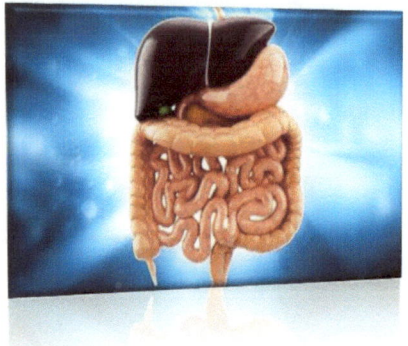

Gastrite Aguda

A gastrite é uma inflamação do revestimento interno do estômago. Pode ser aguda, quando aparece de repente e dura pouco, ou crônica, quando se instala aos poucos e leva muito tempo para ser controlada.

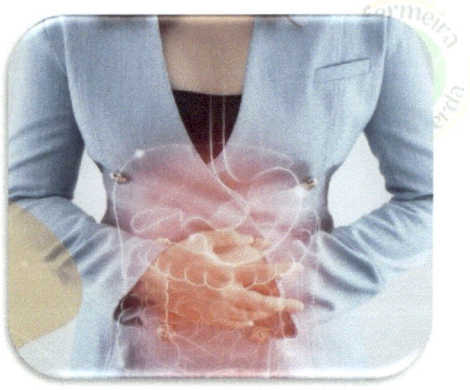

Alguns fatores que podem contribuir para o desenvolvimento da gastrite incluem:

Uso prolongado de medicamentos como aspirina ou anti-inflamatórios.

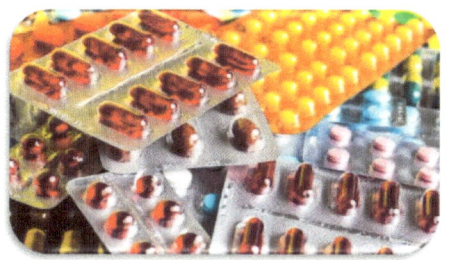

Consumo de álcool.

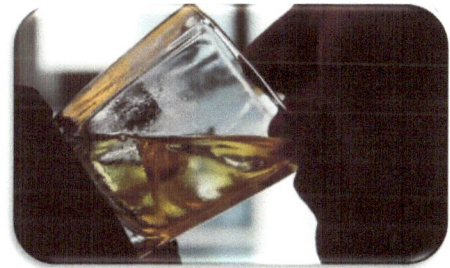

Hábito de fumar.

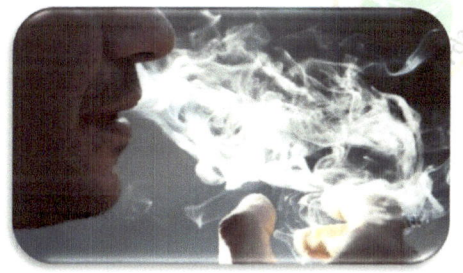

Infecção pela bactéria Helicobacter pylori.

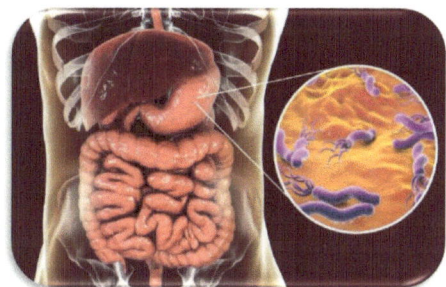

Gastrite autoimune, que ocorre quando o sistema imune produz anticorpos que agridem e destroem as células gástricas do próprio organismo.

Os sintomas da gastrite podem incluir:

Dor de estômago intensa.

Azia.

Indigestão.

Sensação de estufamento.

Perda de apetite.

Náusea e vômito.

Presença de sangue nas fezes e no vômito.

Diagnóstico

O diagnóstico da gastrite baseia-se no exame físico e na análise da história clínica do paciente. O médico pode solicitar radiografias, endoscopia digestiva alta e biópsia.

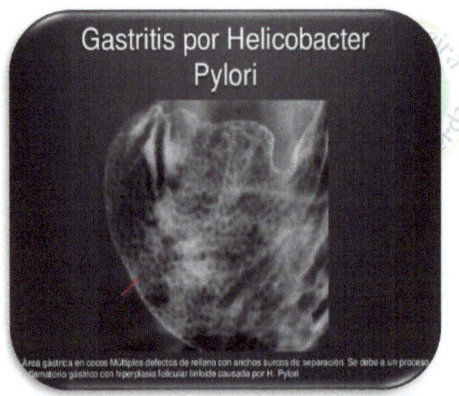

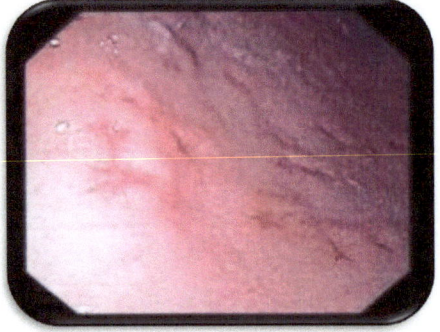

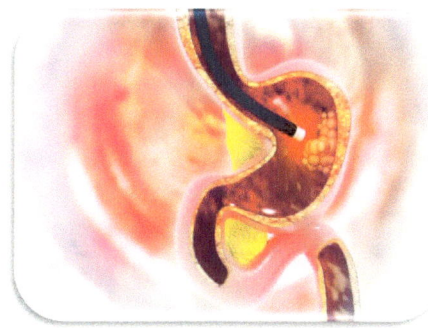

Tratamento

O tratamento da gastrite deve considerar sua causa e, além dos medicamentos prescritos pelo médico, é possível contornar o problema mudando a alimentação e melhorando o estilo de vida.

Medicamentos que reduzem a produção de ácido e antiácidos

Às vezes, antibióticos que tratam a infecção por H. pylori.

Tratamento para interromper a hemorragia

Independentemente da causa de gastrite, é possível aliviar os sintomas ao tomar medicamentos que neutralizam ou reduzem a produção do ácido gástrico e ao interromper o uso de medicamentos que também a causam.

Medicamentos para gastrite

No caso de sintomas leves, tomar antiácidos para neutralizar o ácido já produzido e liberado no estômago frequentemente é suficiente. Quase todos os antiácidos podem ser adquiridos sem receita médica e encontram-se disponíveis na forma de comprimidos, comprimidos mastigáveis macios e líquida.

Os antiácidos incluem hidróxido de alumínio (que pode causar constipação intestinal), hidróxido de magnésio (que pode causar diarreia) e carbonato de cálcio. Uma vez que os antiácidos podem interferir com a absorção de diversos medicamentos diferentes, as pessoas que utilizam outros medicamentos devem consultar o farmacêutico ou o médico antes de utilizar antiácidos.

Os medicamentos inibidores da produção de ácido incluem:

Bloqueadores de histamina-2 (H2)

Bloqueadores dos receptores H2 costumam aliviar os sintomas com maior eficácia do que antiácidos e muitas pessoas os consideram mais convenientes:

50

Cimetidina

Famotidina

Possuem alguns efeitos colaterais, como por exemplo, eritema, febre, diarreia, dores musculares e confusão

Cimetidina: Pode causar aumento da mama e disfunção erétil em homens e pode interferir com a eliminação de determinados medicamentos

Inibidores da bomba de prótons

Os médicos costumam receitar inibidores da bomba de prótons para tratar gastrite associada com sangramento. Geralmente, é necessário tomar esses medicamentos inibidores da produção de ácido por oito a doze semanas.

Os medicamentos Esomeprazol, Lansoprazol, Omeprazol, Pantoprazol e Rabeprazol possuem alguns efeitos colaterais, como por exemplo a diarreia, constipação intestinal e cefaleia.

Antibióticos também são receitados quando a gastrite é causada por infecção por H. pylori:

Antibióticos e um inibidor da bomba de prótons

Depois do tratamento, são realizados exames para confirmar que houve de fato a erradicação da infecção por H. pylori

O tratamento mais comum para a infecção por H. pylori inclui uma combinação de inibidor da bomba de prótons para reduzir a produção de ácido gástrico, dois antibióticos e, às vezes, subsalicilato de bismuto. É administrado um dos vários inibidores da bomba de prótons: Lansoprazol, Omeprazol, Pantoprazol, Rabeprazol ou Esomeprazol. Esses medicamentos geralmente são bem tolerados (têm poucos efeitos colaterais ou efeitos colaterais leves), mas podem causar diarreia, constipação e dor de cabeça.

Vários antibióticos diferentes podem ser usados, incluindo amoxicilina, claritromicina, metronidazol e tetraciclina. Todos esses antibióticos podem alterar o paladar e causar náusea, e a amoxicilina, a claritromicina e a tetraciclina podem causar diarreia.

O subsalicilato de bismuto pode causar constipação intestinal e escurecimento da língua e das fezes.

O médico costuma confirma que o tratamento foi bem-sucedido ao repetir o exame de ar exalado ou de fezes ou uma endoscopia, aproximadamente quatro semanas após a conclusão do tratamento.

O tratamento é repetido caso a H. pylori não seja erradicada.

Prevenção:

– Respeite os horários das refeições. Separar algum tempo para café da manhã, almoço e jantar tranquilos não é luxo, é necessidade;

– Prefira fazer pequenas refeições ao longo do dia a fazer uma grande refeição depois de muitas horas em jejum;

– Mastigue bem os alimentos, pois a digestão começa na boca;

– Dê preferência a frutas menos ácidas, verduras e carnes magras.

Referências Bibliográficas

ALVES, B. / O. / O.-M. Gastrite | Biblioteca Virtual em Saúde MS. Disponível em: <https://bvsms.saude.gov.br/gastrite/>.

O que é gastrite: causas, prevenção e como tratar? - Blog da Geap. Disponível em: <https://www.geap.org.br/blog/gastrite-o-que-e-e-como-tratar/>.

ALVES, B. / O. / O.-M. Gastrite é o tema da nova Dica em Saúde disponível na BVSMS | Biblioteca Virtual em Saúde MS. Disponível em: <https://bvsms.saude.gov.br/gastrite-e-o-tema-da-nova-dica-em-saude-disponivel-na-bvsms/>. Acesso em: 5 abr. 2024.

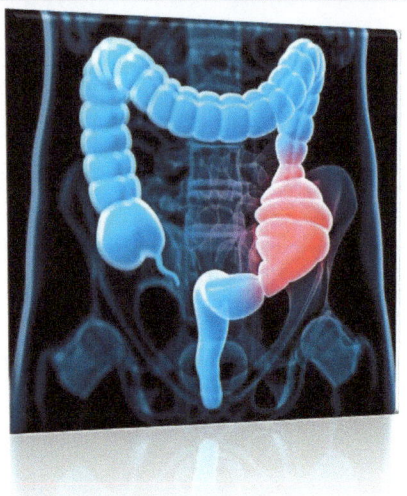

A constipação intestinal ou prisão de ventre é uma doença provocada principalmente pelo consumo insuficiente de fibras, porém, outros aspectos também são importantes para manter um bom funcionamento intestinal, evitando essa e outras doenças de origem gastrointestinal.

Ela pode ser caracterizada por:

Menor Frequência: Quando a pessoa evacua menos vezes do que o considerado normal para ela.

Fezes ressecadas: As fezes podem ficar mais duras e secas, tornando a eliminação desconfortável.

Esforço Excessivo: A constipação muitas vezes requer esforço excessivo para evacuar.

Causas

Consumo Insuficiente de Fibras: A falta de fibras na dieta pode dificultar o trânsito intestinal e a formação adequada do bolo fecal.

Hidratação Inadequada: A ingestão insuficiente de água pode contribuir para a constipação.

53

Falta de Atividade Física: A prática regular de exercícios ajuda a manter o intestino saudável.

Alimentação Industrializada: Alimentos processados geralmente têm menos fibras, o que pode agravar o problema.

Os sintomas mais comuns de constipação intestinal incluem:

Movimentos intestinais escassos: A pessoa evacua menos vezes do que o considerado normal para ela.

Dificuldade na hora de evacuar: A eliminação das fezes pode ser desconfortável e requer esforço excessivo.

Fezes duras ou pequenas: As fezes podem ficar mais duras e secas, tornando a evacuação difícil.

Sensação de ainda ter algo no intestino: Mesmo após a defecação, a pessoa pode sentir que o reto não está totalmente vazio.

Inchaço ou dor na barriga: O desconforto abdominal é comum em casos de constipação

Tratamento

Há três abordagens para tratar pessoas com constipação intestinal:

Dieta e comportamento

Laxantes

Enemas

Os médicos são cautelosos com o uso de laxantes, supositórios e enemas, porque estes podem causar diarreia, desidratação, cólicas e/ou dependência de laxantes.

As pessoas com dores abdominais súbitas de causa desconhecida, doenças inflamatórias intestinais, obstrução intestinal, hemorragia gastrointestinal ou compactação fecal não devem usar laxantes ou enemas.

Dieta e comportamento

As pessoas precisam ingerir fibras suficientes em suas dietas (geralmente de 15 a 20 gramas por dia) para garantir a produção adequada do bolo fecal.

Legumes, frutas e farelo de trigo são excelentes fontes de fibra, como pode se observar na figura abaixo.

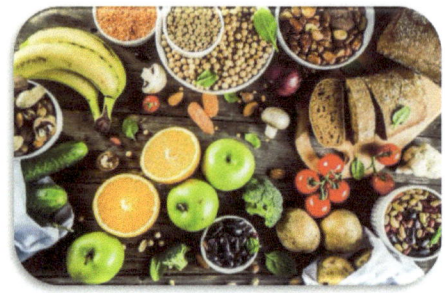

Muitas pessoas consideram conveniente adicionar duas ou três colheres de chá de farelo não refinado em cereais com alto conteúdo de fibra ou frutas, duas ou três vezes ao dia. Para que isso tenha resultado, a ingestão de fibra deve ser acompanhada da ingestão de bastante líquido.

As pessoas devem tentar alterar seus hábitos. Por exemplo, as pessoas deveriam tentar defecar no mesmo horário todos os dias, preferencialmente de 15 a 45 minutos depois do café da manhã, porque ingerir alimentos estimula o movimento no cólon. Supositórios de glicerina também podem ajudar as pessoas defecarem regularmente e sem pressa.

Os médicos explicam às pessoas por que a modificação da dieta e do comportamento é importante para tratar a constipação intestinal. Os médicos também explicam que defecações diárias não são necessárias, que o intestino deve ter a chance de funcionar e que o uso frequente de laxantes ou enemas (mais de uma vez a cada três dias) não dá ao intestino essa chance. As pessoas com transtorno obsessivo-compulsivo (TOC) recebem tratamento para esse distúrbio.

As pessoas com defecação dissinérgica talvez precisem consultar terapeutas especializados para realizar treinamento por biofeedback.

Laxantes

Alguns laxantes são seguros para uso em longo prazo. Outros laxantes devem ser usados apenas ocasionalmente. Alguns laxantes são bons para evitar a constipação intestinal, outros para tratá-la. Há vários tipos de laxantes, incluindo os seguintes:

Agentes de aumento do bolo fecal

Amolecedores do bolo fecal

Agentes osmóticos

Estimulantes

Receptores de opióides mu

Os agentes de aumento do bolo fecal, como o farelo e o psílio (que também se encontra na fibra de muitas verduras), dão volume às fezes e absorvem água. O aumento do volume estimula as contrações naturais do intestino e fezes volumosas, que contêm mais água e são mais moles, com trânsito mais fácil. Os agentes de aumento do bolo fecal atuam lenta e suavemente e são considerados um dos métodos mais seguros para promover defecações regulares. No geral, esses agentes são utilizados em pequenas quantidades inicialmente. A dose é aumentada de forma gradual até a regularidade ser atingida. As pessoas que utilizam agentes de aumento do bolo fecal devem beber líquidos sempre em abundância. Esses agentes podem causar problemas com o aumento dos gases (flatulência) e inchaço.

Amolecedores do bolo fecal, como o óleo mineral, agem lentamente para amolecer as fezes, facilitando sua passagem. Além disso, o discreto aumento do bolo fecal resultante desses medicamentos estimula as contrações naturais do intestino grosso, permitindo, assim, uma eliminação mais fácil. No entanto, para algumas pessoas, essa consistência amolecida das fezes é desagradável. Amolecedores do bolo fecal são melhores para pessoas que devem evitar esforços, como aquelas com hemorroidas ou que passaram por cirurgia abdominal recentemente.

Os agentes osmóticos atraem grandes quantidades de água para o intestino grosso, tornando as fezes moles e fluidas. O excesso de líquidos também distende as paredes do intestino, estimulando as contrações. Esses laxantes consistem em sais ou açúcares que são mal absorvidos. Eles podem causar retenção de líquidos em pessoas com doença renal ou cardíaca, especialmente quando dados em doses elevadas ou frequentes. Em geral, laxantes osmóticos são razoavelmente seguros, mesmo quando usados regularmente. Entretanto, agentes osmóticos contendo magnésio e fosfato são absorvidos para a corrente sanguínea apenas parcialmente, podendo ser danosos a idosos, pessoas com insuficiência ou doença renal e pessoas que utilizam medicamentos que afetam a função renal (como diuréticos, inibidores da enzima conversora de angiotensina [ECA] e bloqueadores do receptor da angiotensina II). Embora seja uma ocorrência rara, algumas pessoas desenvolveram insuficiência renal ao tomarem laxantes com fosfato de sódio por via oral para eliminar as fezes do intestino antes de serem feitas radiografias do trato digestivo ou uma colonoscopia.

Laxantes estimulantes (como fenolftaleína, bisacodil e antraquinonas) contêm substâncias irritantes, como senna e cáscara. Essas substâncias estimulam as paredes do intestino grosso, fazendo com que elas se contraiam e movimentem as fezes. São úteis para a prevenção da constipação intestinal nas pessoas que estão utilizando medicamentos que quase certamente provocam obstipação, como os opióides. Laxantes estimulantes são utilizados frequentemente para esvaziar o intestino grosso antes da realização de exames diagnósticos.

Tomados via oral, os laxantes estimulantes tendem a provocar uma defecação semissólida em seis a oito horas, porém, comumente provocam cólicas. Assim como supositórios, os laxantes estimulantes geralmente entram em ação em 15 a 60 minutos. O uso prolongado de laxantes estimulantes pode provocar depósitos anormais de um pigmento escuro no revestimento do intestino grosso (um distúrbio denominado melanosis coli). Outros efeitos colaterais incluem reações alérgicas e perda de eletrólitos do sangue. Igualmente, o intestino grosso pode se tornar dependente de laxantes estimulantes, levando à síndrome do intestino preguiçoso. Portanto, os laxantes estimulantes devem ser usados apenas por breves períodos.

Bisacodil é um medicamento eficaz para constipação intestinal crônica. Antraquinonas são encontradas na senna, cáscara sagrada, babosa e ruibarbo, e são componentes comuns de laxantes fitoterápicos e sem receita médica. A lubiprostona opera fazendo o intestino grosso secretar líquidos extras, o que facilita a passagem das fezes. Ao contrário de outros laxantes estimulantes, a lubiprostona é segura para uso prolongado.

Os antagonistas do receptor de opióide mu (por exemplo, metilnaltrexona, naloxegol, naldemedina e alvimopam) são medicamentos usados para tratar a constipação intestinal que não é aliviada por outras medidas. Esses fármacos são concebidos para bloquear os efeitos dos opióides sobre o intestino, sem interferir com o alívio da dor oferecido pelos opióides. Os efeitos colaterais mais comuns incluem dor de estômago, diarreia, náuseas, vômitos e dor de cabeça.

Enemas

Os enemas esvaziam mecanicamente as fezes do reto e da parte inferior do intestino grosso. Os enemas de pequeno volume podem ser comprados em frascos flexíveis em farmácias. Eles também podem ser administrados com um dispositivo reutilizável de ampolas flexíveis. No entanto, os enemas de pequeno volume tendem a ser inadequados, sobretudo para pessoas idosas, cuja capacidade do reto aumenta com a idade, já que a idade faz com que o reto se dilate mais facilmente. Os enemas de grande volume são administrados com uma bolsa para enema.

Água pura frequentemente é o melhor líquido para utilizar como enema. A água deve estar na temperatura ambiente ou levemente morna, nem quente nem fria. Cerca de 150 a 300 mililitros são suavemente inseridos pelo reto. (ATENÇÃO: Aplicar força em excesso é perigoso.) Logo depois, a água é expulsa, retirando as fezes.

Vários ingredientes são, às vezes, adicionados aos enemas. Os enemas pré-embalados contêm, muitas vezes, pequenas quantidades de sais, geralmente fosfatos. Outros enemas contêm pequenas quantidades de sabão (enemas de espuma), que têm efeito de laxante estimulante, ou óleo mineral. No entanto, esses enemas têm poucas vantagens sobre a água pura.

Os enemas de grande volume, chamados de enemas colônicos, são raramente utilizados na prática médica. Os médicos utilizam enemas colônicos apenas em pessoas com prisão de ventre grave (constipação intestinal ou obstipação). Alguns praticantes de medicina alternativa utilizam enemas colônicos por acreditarem que a limpeza do intestino grosso traz benefícios. São frequentemente adicionados, chá, café e outras substâncias aos enemas colônicos, mas não está provado que tenham valor medicinal e tais produtos podem, inclusive, ser perigosos.

Compactação fecal

A compactação fecal não pode ser tratada com alterações na dieta ou tomando-se laxantes. A compactação fecal é primeiramente tratada com enemas com água de torneira, seguidos por pequenos enemas de soluções preparadas comercialmente. Se esses enemas não funcionarem, as fezes duras devem ser removidas por um médico ou enfermeiro com uso de um dedo enluvado. Esse procedimento é doloroso, portanto, frequentemente é aplicada uma anestesia (como pomada de lidocaína a 5%). Algumas pessoas precisam ser sedadas. Normalmente, aplica-se um enema após a remoção das fezes duras.

Como Prevenir a Constipação:

Consuma Fibras:

Inclua alimentos ricos em fibras na sua dieta, como frutas (mamão, tamarindo, laranja, ameixa, manga), legumes e verduras.

Beba Água:

Hidrate-se adequadamente para facilitar o trânsito intestinal.

Pratique Atividade Física:

O exercício regular estimula a atividade muscular no intestino.

Evite Alimentos Processados:

Reduza o consumo de alimentos industrializados.

Fontes de Fibras:

Frutas e Vegetais: Mamão, tamarindo, laranja, ameixa, manga e folhas verdes são excelentes fontes de fibras.

Cereais Integrais:

Arroz integral, pão integral, centeio, aveia e sementes de linhaça são alternativas saudáveis.

Referências Bibliográficas

ALVES, B. / O. / O.-M. Constipação intestinal | Biblioteca Virtual em Saúde MS. Disponível em: <https://bvsms.saude.gov.br/constipacao-intestinal/>.

Guia alimentar: hábitos saudáveis podem evitar complicações durante a gravidez. Disponível em: <https://www.gov.br/saude/pt-br/assuntos/noticias/2022/julho/guia-alimentar-habitos-saudaveis-podem-evitar-complicacoes-durante-a-gravidez>.

GOTFRIED, J. Constipação intestinal em adultos. Disponível em: <https://www.msdmanuals.com/pt-br/casa/dist%C3%BArbios-digestivos/sintomas-de-dist%C3%BArbios-digestivos/constipa%C3%A7%C3%A3o-intestinal-em-adultos>.

Constipação intestinal: sintomas e quando se preocupar. Disponível em: <https://medfocus.com.br/constipacao-intestinal-sintomas-e-quando-se-preocupar/>.

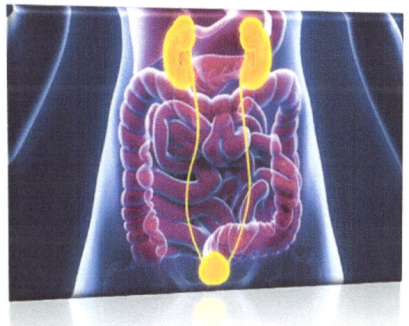

A Infecção urinária é qualquer infecção por micro-organismos que acometa o trato urinário. Dependendo da estrutura acometida, a infecção tem nomes diferentes: uretrite (uretra), cistite (bexiga) ou pielonefrite (rins).

Embora vários micro-organismos possam causar o problema, geralmente a responsável é a bactéria Escherichia coli, presente naturalmente no intestino e importante para a digestão, mas patogênica para o aparelho urinário.

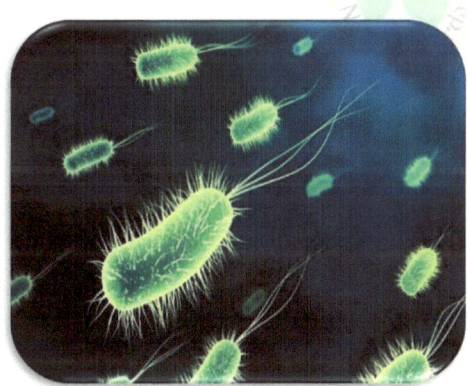

Causas

Homens, mulheres e crianças estão sujeitos à infecção, mas ela é mais prevalente em mulheres porque suas características anatômicas as tornam mais vulneráveis. A uretra feminina, além de muito mais curta do que a do homem, está mais próxima do ânus, o que favorece a passagem de micro-organismos para a região. Observe a Uretra feminina na figura abaixo.

60

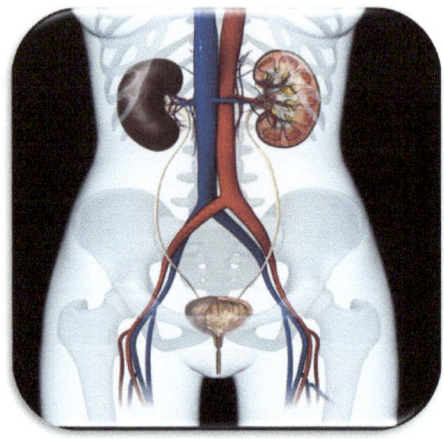

Agora compare com a uretra masculina, conforme a figura abaixo.

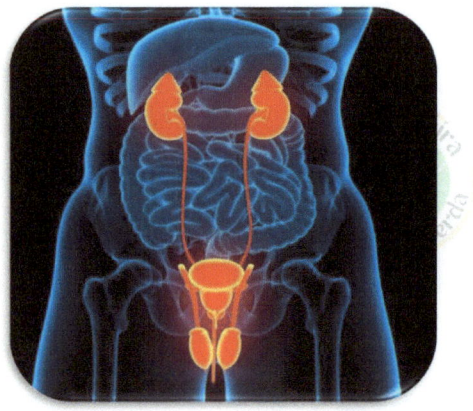

Sinais e sintomas

Os sintomas variam conforme a parte do trato urinário afetada.

Dor para urinar (disúria)

A dor para urinar, chamada disúria, talvez seja o sintoma de infecção urinária mais comum. O termo disúria engloba diferentes queixas durante a micção, tais como dor, ardência, queimação, incômodo ou sensação de peso na bexiga.

O incômodo para urinar é sintoma muito comum na cistite e na uretrite, podendo ocorrer eventualmente na pielonefrite. É causado pela irritação da bexiga e da uretra provocada pela infecção.

Nas mulheres, infecções ginecológicas podem causar dor para urinar, seja por inflamação na área ao redor da entrada da uretra, seja pela dor que o contato da urina ácida com a vulva inflamada provoca. A dica para se pensar em infecção ginecológica em vez de infecção urinária é a presença de corrimento vaginal.

Quando o paciente tem disúria, a origem da infecção urinária costuma ser a uretra ou bexiga.

Sangue na urina (hematúria)

A presença de sangue na urina é chamada de hematúria. Apesar de sangue na urina ser o sinal de infecção urinária mais assustador para os pacientes, geralmente não é sinal de gravidade.

A hematúria pode ser macroscópica, quando é facilmente notada na urina, ou microscópica, quando somente é detectável através de exames laboratoriais. Observe a hematúria macroscópica na figura abaixo.

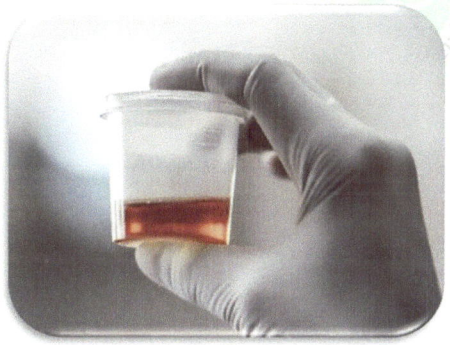

Embora esse sinal seja comum na cistite, ele também pode ocorrer na pielonefrite ou na uretrite. Assim como a disúria, a presença de sangue surge pela irritação da bexiga e da uretra.

Quando o paciente tem hematúria, a origem da infecção urinária pode ser a uretra, a bexiga ou os rins.

Febre

Quando se pensa em infecção, a febre é sempre um dos sinais que vêm à mente. Na infecção urinária, entretanto, a febre só costuma surgir nos casos de pielonefrite.

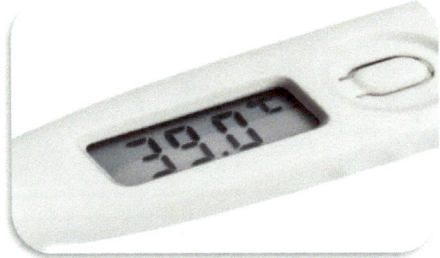

Cistite não costuma causar quadro febril; quando o faz, geralmente é abaixo dos 38°C. A febre também não é comum na uretrite, exceto nos casos mais graves, em que há disseminação da bactéria para a corrente sanguínea.

Na pielonefrite, a febre costuma ser alta, maior que 38°C, e é frequentemente acompanhada de calafrios.

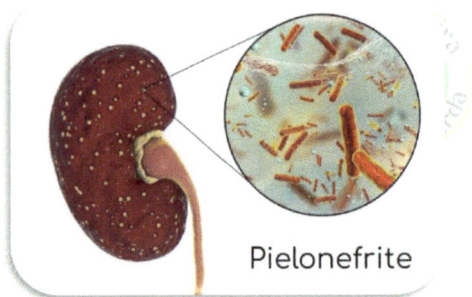

Pielonefrite

A febre alta costuma diferenciar a pielonefrite das outras causas de infecção urinária. Quando o paciente tem febre, a origem da infecção urinária costuma ser os rins.

Polaciúria

É necessidade de urinar a toda hora – também é sintoma comum da cistite. Essa vontade frequente de urinar, no entanto, é caracterizada por pequeno volume de urina a cada micção. Muitas vezes, há uma aparente sensação de esvaziamento incompleto da bexiga. Essa falsa impressão decorre, na verdade, da irritação desse órgão, e não da presença de urina.

Quando o paciente tem vontade constante ou frequente de urinar, a origem da infecção urinária costuma ser a uretra ou bexiga.

Corrimento uretral

A saída de pus pela uretra é sinal típico das uretrites, quase sempre causada por uma doença sexualmente transmissível. Esse corrimento uretral vem frequentemente acompanhado de disúria.

Tanto a cistite quanto a pielonefrite, por sua vez, não provocam esse sintoma típico de infecção da uretra.

Nas mulheres com uretrite, o corrimento uretral pode vir acompanhado também de corrimento vaginal, pois é comum que infecções como a gonorreia e a clamídia também provoquem inflamação da vagina.

Quando o paciente tem corrimento uretral, a origem da infecção urinária costuma ser a uretra.

Náuseas e vômitos

Náuseas e vômitos são sintomas comuns na pielonefrite e costumam aparecer junto com febre. A cistite, a seu turno, apesar de poder causar mal-estar, não costuma provocar vômitos. A perda do apetite também é frequente na pielonefrite. Assim como a febre, náuseas e vômitos só costumam surgir nas uretrites mais avançadas.

Quando o paciente tem náuseas e vômitos, a origem da infecção urinária costuma ser os rins.

Dor lombar

A dor lombar, geralmente mais intensa de um lado, é outro sintoma comum da pielonefrite. Na verdade, poucas doenças fazem o rim doer, sendo a pielonefrite uma delas.

A cistite também pode causar leve dor lombar, mas habitualmente bem menos intensa que na pielonefrite.

Quando o paciente tem dor lombar, a origem da infecção urinária costuma ser os rins.

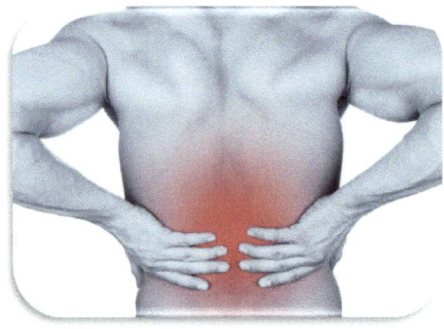

Mau cheiro na urina

Urina com mau cheiro pode ser sinal da presença de bactérias, cuja origem pode ser uma cistite ou uretrite. Porém, na maioria dos casos, odor ruim apenas significa urina muito concentrada. A ureia, substância presente em grande quantidade na urina, é responsável pelo odor característico da urina. Se esta estiver pouco diluída, o cheiro da ureia torna-se mais perceptível.

Quando o paciente tem urina com mau cheiro, a origem da infecção urinária costuma ser a uretra ou bexiga.

Desorientação e alterações do estado de consciência

A pielonefrite é um caso potencialmente grave, que pode levar a um quadro de infecção generalizada. Se não reconhecida e tratada a tempo, o paciente pode começar a apresentar sinais neurológicos, como desorientação, prostração e até redução do nível de consciência.

Os idosos são os que mais apresentam esse tipo de quadro durante uma infecção do trato urinário. Muitas vezes, não há febre nem outros sintomas, sendo a alteração neurológica a única pista de que há uma infecção em curso.

Quando o paciente tem alterações do seu estado de consciência, a origem da infecção urinária costuma ser os rins.

Perda involuntária de urina

Além da vontade constante de urinar, o paciente com infecção da bexiga pode ter dificuldade em segurar a urina. O indivíduo sente vontade de urinar, não consegue chegar a tempo ao banheiro e perde urina involuntariamente. Esse sinal chama-se urgência urinária e é muito comum nas crianças e nos idosos.

Quando o paciente tem incontinência urinária, a origem da infecção urinária costuma ser bexiga.

Tratamento

Cistite não complicada

Primeira linha

Agências como a Anvisa, a FDA e a EMA restringiram o uso de quinolonas em casos de cistite não complicada, após novos estudos demonstrarem possíveis efeitos adversos graves (principalmente do sistema nervoso e sistema musculoesquelético).

Portanto, os antibióticos de primeira linha atualmente são:

Nitrofurantoína: Posologia: 100mg, 6/6h, via oral, por 7-10 dias.

Observações: Contraindicado em pacientes com anúria, oligúria ou ClCr <60mL/min/1,73m².

Sulfametoxazol + Trimetropim: Posologia: 800+160mg, 12/12h, via oral por 3 dias

Observações: Atenção para alérgicos à Sulfonamidas.

Fosfomicina: Posologia: 3g, via oral, dose única

Diluição: dissolver em 50-75mL e mexer.

Observações: Preferencialmente de estômago vazio, à noite, antes de deitar.

Segunda linha

Norfloxacina: Posologia: 400mg, 12/12h, via oral por 3 dias.

Ciprofloxacina: Posologia: 250mg, 12/12h, via oral por 3 dias.

Cefuroxima: Posologia: 125mg (2,5mL), 12/12h, via oral por 7 dias

Observações: Existe comprimido revestido de 250mg, se único disponível, não partir

Amoxicilina + Clavulanato: Posologia: 500mg (500mg+125mg), 8/8h, por 5-7 dias

***Atenção: Lembrar de internar todos os pacientes, salvo mulher jovem não-grávida sem comorbidades, nesses casos pode se considerar tratamento ambulatorial.

Se ambulatorial, prescrever os seguintes antibióticos (lembrar de reavaliar a paciente):

Ciprofloxacina 500 mg VO 12/12h por 7-10 dias, ou

Norfloxacina 400mg VO 12/12h por 7-10 dias, ou

Levofloxacina 750 mg VO 1x ao dia por 7-10 dias

Se flora comunitária tiver uma prevalência de resistência às fluoroquinolona > 10%, incluir dose única de Ceftriaxona 1g IV ou IM.

Referências Bibliográficas

PINHEIRO, D. P. 10 sintomas da infecção urinária (bexiga e rins) | MD. Saúde. Disponível em: <https://www.mdsaude.com/nefrologia/infeccao-urinaria/sintomas-infeccao-urinaria/>.

VARELLA, D. D. Infecção urinária. Disponível em: <https://drauziovarella.uol.com.br/doencas-e-sintomas/infeccao-urinaria/>.

Infecção do Trato Urinário (ITU) não complicada: Como prescrever os principais antibióticos - Sanar Medicina. Disponível em: <https://www.sanarmed.com/infeccao-do-trato-urinario-itu-nao-complicada-como-prescrever-os-principais-antibioticos-yellowbook>.

Brasil. Agência Nacional de Vigilância Sanitária. Programa Nacional de Prevenção e Controle de Infecções Relacionadas à Assistência à Saúde (PNPCIRAS) 2013 – 2015. 2013.

ALVES, B. / O. / O.-M. Cistite | Biblioteca Virtual em Saúde MS. Disponível em: <https://bvsms.saude.gov.br/cistite/>.

Infecções Urinárias – BVS Atenção Primária em Saúde. Disponível em: <https://aps-repo.bvs.br/decs/infeccoes-urinarias/?l=pt_BR>. Acesso em: 5 abr. 2024.

Haddad JM, Fernandes DA. Infecção do trato urinário. São Paulo: Federação Brasileira das Associações de Ginecologia e Obstetrícia (Febrasgo); 2018. (Protocolo Febrasgo – Ginecologia, nº 63/Comissão Nacional Especializada em Uroginecologia e Cirurgia Vaginal).

nefrologia_resumo_ITU_recorrente_TSRS_20160323.pdf (ufrgs.br)

UNIVERSIDADE FEDERAL DO TRIÂNGULO MINEIRO HOSPITAL DE CLÍNICAS Tipo do Documento PROTOCOLO. [s.l: s.n.]. Disponível em: <https://www.gov.br/ebserh/pt-br/hospitais-universitarios/regiao-sudeste/hc-

uftm/documentos/protocolos-

assistenciais/PRT.STGQ.012PrevenodeInfecodoTratoUrinrioverso3.pdf>.

GRABE, M. et al. [s.l: s.n.]. Disponível em: <http://www.sbu.org.br/pdf/guidelines_EAU/infeccoes-urologicas.pdf>.

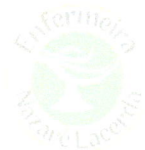

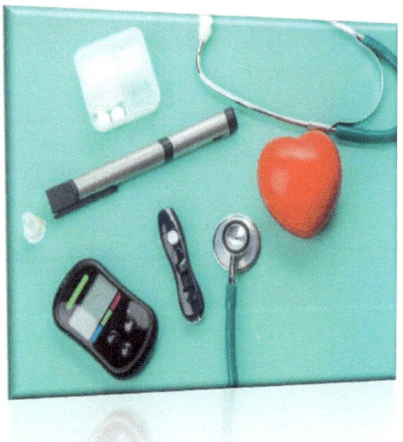

As Doenças Crônicas Não Transmissíveis (DCNT) são um conjunto de condições de saúde que não são causadas por agentes infecciosos e não se propagam de pessoa para pessoa. Essas doenças têm uma evolução lenta e persistente, afetando a qualidade de vida das pessoas e representando um grande desafio para a saúde pública.

O Ministério da Saúde tem se dedicado ao enfrentamento dessas doenças, buscando prevenir os fatores de risco e promover a saúde da população. Alguns exemplos de DCNT incluem:

Doenças Cardiovasculares: Como hipertensão arterial, doença coronariana e acidente vascular cerebral (AVC).

Câncer: Diversos tipos de câncer, como de mama, pulmão, próstata e cólon.

Diabetes: Uma condição crônica que afeta o metabolismo da glicose.

Doenças Respiratórias Crônicas: Como a doença pulmonar obstrutiva crônica (DPOC) e a asma.

Neste material apenas nos delimitaremos aos temas Hipertensão Arterial, Diabetes Mellitus Tipo 2, Asma Brônquica e Doença Pulmonar Obstrutiva Crônica.

Hipertensão Arterial (HAS)

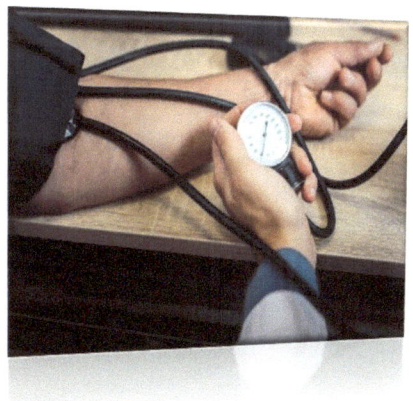

A hipertensão arterial, também conhecida como pressão alta, é uma doença que ataca os vasos sanguíneos, coração, cérebro, olhos e pode causar problemas nos rins. A pressão arterial é considerada alta quando os valores se mantêm frequentemente acima de 140 por 90 mmHg. Esta condição pode ser herdada dos pais em 90% dos casos, mas também é influenciada por diversos fatores como fumo, consumo de álcool, obesidade, estresse, entre outros.

Os sintomas da hipertensão arterial costumam aparecer apenas quando a pressão está muito elevada, podendo incluir:

Dores no peito;

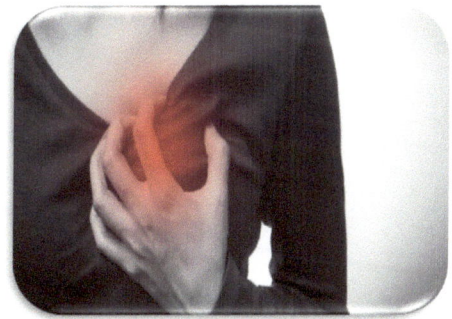

Dor de cabeça;

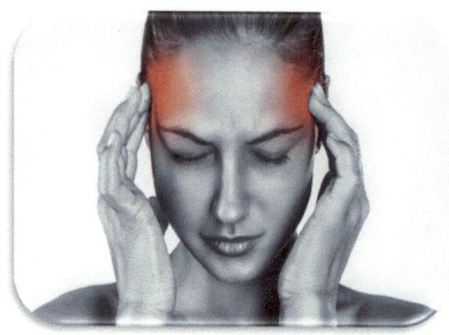

Tonturas;

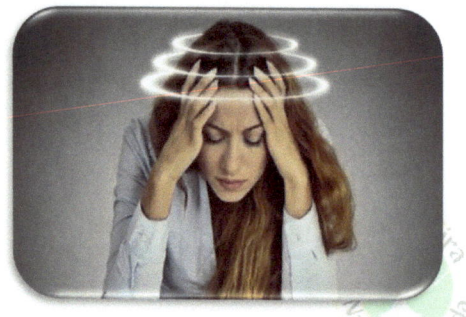

Zumbido no ouvido;

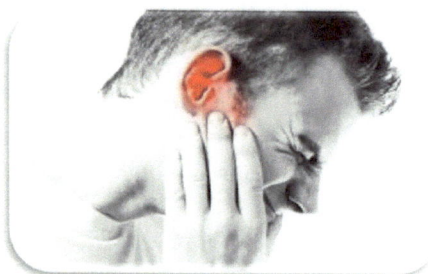

Fraqueza;

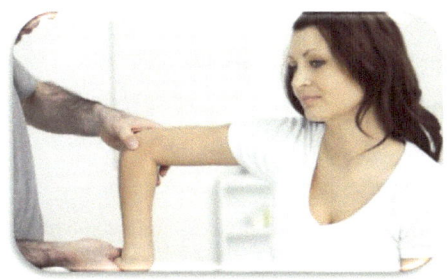

Visão embaçada;

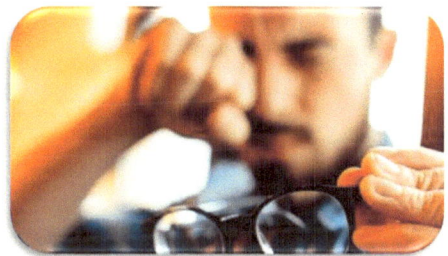

Sangramento nasal;

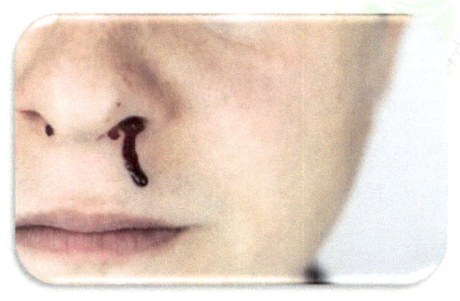

Medir a pressão regularmente é a única maneira de diagnosticar a hipertensão, e é importante adotar um estilo de vida saudável para prevenir e controlar a pressão alta.

A pressão alta não tem cura, mas pode ser tratada e controlada. Além dos medicamentos disponíveis, é fundamental adotar um estilo de vida saudável, como manter o peso adequado, reduzir o consumo de sal, praticar atividade física regular, evitar o fumo, moderar o consumo de álcool, e controlar o diabetes. É importante consultar um médico para determinar o melhor tratamento para cada paciente.

A hipertensão arterial sistêmica (HAS) é uma condição clínica multifatorial caracterizada por níveis elevados e sustentados de pressão arterial – PA (PA $\geq$140 x

90mmHg). Associa-se frequentemente, às alterações funcionais e/ou estruturais dos órgãos-alvo (coração, encéfalo, rins e vasos sanguíneos) e às alterações metabólicas, com aumento do risco de eventos cardiovasculares fatais e não fatais (SOCIEDADE BRASILEIRA DE CARDIOLOGIA, 2010).

Além de ser causa direta de cardiopatia hipertensiva, é fator de risco para doenças decorrentes de aterosclerose e trombose, que se manifestam, predominantemente, por doença isquêmica cardíaca, cerebrovascular, vascular periférica e renal. Em decorrência de cardiopatia hipertensiva e isquêmica, é também fator etiológico de insuficiência cardíaca. Déficits cognitivos, como doença de Alzheimer e demência vascular, também têm HAS em fases mais precoces da vida como fator de risco. Essa multiplicidade de consequências coloca a HAS na origem de muitas doenças crônicas não transmissíveis e, portanto, caracteriza-a como uma das causas de maior redução da expectativa e da qualidade de vida dos indivíduos (DUNCAN; SCHMIDT; GIUGLIANI, 2006).

A partir de 115 mmHg de pressão sistólica (PS) e de 75 mmHg de pressão diastólica (PD), o risco para eventos cardiovasculares aumenta de forma constante, dobrando a cada 20 mmHg no primeiro caso e a cada 10 mmHg no segundo caso (LEWINGTON et al., 2002; CHOBANIAN et al.,2003). Os valores de 140 mmHg para a PS e de 90 mmHg para a PD, empregados para diagnóstico de HAS, correspondem ao momento em que a duplicação de risco repercute de forma mais acentuada, pois já parte de riscos anteriores mais elevados (CHOBANIAN et al., 2003).

Rastreamento

Todo adulto com 18 anos ou mais de idade, quando vier à Unidade Básica de Saúde (UBS) para consulta, atividades educativas, procedimentos, entre outros, e não tiver registro no prontuário de ao menos uma verificação da PA nos últimos dois anos, deverá tê-la verificada e registrada [Grau de Recomendação A].

A primeira verificação deve ser realizada em ambos os braços. Caso haja diferença entre os valores, deve ser considerada a medida de maior valor. O braço com o maior valor aferido deve ser utilizado como referência nas próximas medidas. O indivíduo deverá ser investigado para doenças arteriais se apresentar diferenças de pressão entre os membros superiores maiores de 20/10 mmHg para as pressões sistólica/diastólica, respectivamente (SOCIEDADE BRASILEIRA DE HIPERTENSÃO; SOCIEDADE BRASILEIRA DE CARDIOLOGIA; SOCIEDADE BRASILEIRA DE NEFROLOGIA, 2010). Com intervalo de um minuto, no mínimo, uma segunda medida dever ser realizada.

De acordo com a média dos dois valores pressóricos obtidos, a PA deverá ser novamente verificada:

A cada dois anos, se PA menor que 120/80 mmHg (BRASIL, 2006);

A cada ano, se PA entre 120 – 139/80 - 89 mmHg nas pessoas sem outros fatores de risco para doença cardiovascular (DCV) (CHOBANIAN et al., 2003);

Em mais dois momentos em um intervalo de 1 – 2 semanas, se PA maior ou igual a 140/90 mmHg ou PA entre 120 – 139/80 – 89 mmHg na presença de outros fatores de risco para doença cardiovascular (DCV).

Sempre que possível, a medida da PA deverá ser realizada fora do consultório médico para esclarecer o diagnóstico e afastar a possibilidade do efeito do avental branco no processo de verificação (SOCIEDADE BRASILEIRA DE HIPERTENSÃO; SOCIEDADE BRASILEIRA DE CARDIOLOGIA; SOCIEDADE BRASILEIRA DE NEFROLOGIA, 2010).

Os aparelhos semiautomáticos de braço, validados, com capacidade de armazenar dados em sua memória, podem ser utilizados para a Ampa pela sua facilidade de manejo e confiabilidade [Grau de Recomendação D] (SOCIEDADE BRASILEIRA DE HIPERTENSÃO; SOCIEDADE BRASILEIRA DE CARDIOLOGIA; SOCIEDADE BRASILEIRA DE NEFROLOGIA, 2010). No entanto, deve-se destacar que os aparelhos de uso domiciliar, adquiridos pelo próprio usuário, não seguem um padrão de manutenção e calibração frequente.

Diagnóstico

O diagnóstico da HAS consiste na média aritmética da PA maior ou igual a 140/90mmHg, verificada em pelo menos três dias diferentes com intervalo mínimo de uma semana entre as medidas, ou seja, soma-se a média das medidas do primeiro dia mais as duas medidas subsequentes e divide-se por três.

A constatação de um valor elevado em apenas um dia, mesmo que em mais do que uma medida, não é suficiente para estabelecer o diagnóstico de hipertensão.

Cabe salientar o cuidado de se fazer o diagnóstico correto da HAS, uma vez que se trata de uma condição crônica que acompanhará o indivíduo por toda a vida. Deve-se evitar verificar a PA em situações de estresse físico (dor) e emocional (luto, ansiedade), pois um valor elevado, muitas vezes, é consequência dessas condições.

Normotensão

A pessoa com PA ótima, menor que 120/80mmHg deverá verificar novamente a PA em até dois anos (BRASIL, 2006). As pessoas que apresentarem PA entre 130/85mmHg são consideradas normotensas e deverão realizar a aferição anualmente (SOCIEDADE BRASILEIRA DE HIPERTENSÃO SOCIEDADE BRASILEIRA DE CARDIOLOGIA; SOCIEDADE BRASILEIRA DE NEFROLOGIA, 2010).

Excetuam-se pacientes portadores de diabetes mellitus, quando a PA deverá ser verificada em todas as consultas de rotina.

PA limítrofe

Pessoas com PA entre 130/85 a 139/89mmHg deverão fazer avaliação para identificar a presença de outros fatores de risco (FR) para DCV. Na presença desses fatores, a pessoa deverá ser avaliada pela enfermeira, em consulta individual ou coletiva, com o objetivo de estratificar o risco cardiovascular. A PA deverá ser novamente verificada em mais duas ocasiões em um intervalo de 7 a 14 dias. Na ausência de outros FR para DCV, o indivíduo poderá ser agendado para atendimento com a enfermeira, em consulta coletiva, para mudança de estilo de vida (MEV), sendo que a PA deverá ser novamente verificada em um ano. Pessoas com PA limítrofe possuem um risco aumentado de HAS e devem ser estimuladas pela equipe de Saúde a adotarem hábitos saudáveis de vida.

Hipertensão arterial sistêmica se a média das três medidas forem iguais ou maiores a 140/90mmHg, está confirmado o diagnóstico de HAS e a pessoa deverá ser agendada para consulta médica para iniciar o tratamento e o acompanhamento.

A consulta de enfermagem está ligada ao processo educativo e deve motivar a pessoa em relação aos cuidados necessários para a manutenção de sua saúde. Na prática, representa importante instrumento de estímulo à adesão às ações na Atenção Básica e tem sido fundamental no acompanhamento de pessoas com pressão arterial limítrofe e

HAS, sensibilizando-as sobre a sua condição de saúde e pactuando com elas metas e planos de como seguir o cuidado.

A consulta de enfermagem para pessoas com pressão arterial limítrofe tem o objetivo de trabalhar o processo de educação em Saúde para a prevenção primária da doença, por meio do estímulo à adoção de hábitos saudáveis de vida e também de avaliar e estratificar o risco para doenças cardiovasculares.

A consulta de enfermagem faz parte da estratégia dirigida a grupos de risco que propõe intervenção educativa em indivíduos com valores de PA limítrofes, predispostos à hipertensão. As medidas são equivalentes às propostas para tratamento não medicamentoso da HAS, também chamadas de promoção de mudança no estilo de vida (MEV).

Rotina complementar mínima para pessoa com HAS:

Eletrocardiograma;

Dosagem de glicose;

Dosagem de colesterol total;

Dosagem de colesterol HDL;

Dosagem de triglicerídeos;

Cálculo do LDL = Colesterol total - HDL- colesterol - (Triglicerídeos/5);

Dosagem de creatinina;

Análise de caracteres físicos, elementos e sedimentos na urina (Urina tipo 1);

Dosagem de potássio;

Fundoscopia.

Fonte: DAB/SAS/MS.

Exames laboratoriais

Ao avaliar os exames de rotina, o profissional deve observar alguns aspectos:

O eletrocardiograma é razoavelmente sensível para demonstrar repercussões miocárdicas da hipertensão, como sobrecarga de ventrículo esquerdo.

A presença de proteinúria leve a moderada no sedimento urinário é, geralmente, secundária à repercussão de hipertensão sobre os rins. Proteinúria mais acentuada, leucocitúria e hematúria (excluídas outras causas), especialmente se acompanhadas dos cilindros correspondentes, indicam hipertensão grave ou hipertensão secundária à nefropatia.

O potássio sérico anormalmente baixo sugere o uso prévio de diuréticos. Excluída essa causa, o paciente deve realizar, via encaminhamento, investigação de hiperaldosteronismo primário.

A dosagem do colesterol e da glicemia visa detectar outros fatores que potencializam o risco cardiovascular da hipertensão.

Outros exames complementares poderão ser solicitados conforme a apresentação clínica.

A radiografia de tórax deve ser feita quando houver suspeita de repercussão mais intensa de hipertensão sobre o coração, como insuficiência cardíaca, podendo demonstrar aumento do volume cardíaco, sinais de hipertensão venocapilar e dilatação da aorta, ou quando houver outra indicação, como doença pulmonar obstrutiva crônica. O ecocardiograma é indicado quando existe indícios de insuficiência cardíaca, mas não é indispensável para estratificar o risco e tomar decisões terapêuticas no paciente hipertenso.

Tratamento

O cuidado da pessoa com hipertensão arterial sistêmica (HAS) deve ser multiprofissional.

O objetivo do tratamento é a manutenção de níveis pressóricos controlados conforme as características do paciente e tem por finalidade reduzir o risco de doenças cardiovasculares, diminuir a morbimortalidade e melhorar a qualidade de vida dos indivíduos (BRASIL, 2010).

Um dos desafios para as equipes da Atenção Básica é iniciar o tratamento dos casos diagnosticados e manter o acompanhamento regular dessas pessoas motivando-as à adesão ao tratamento medicamentoso e não medicamentoso.

Tratamento não medicamentoso

O tratamento não medicamentoso é parte fundamental no controle da HAS e de outros fatores de risco para doenças cardiovasculares (DCV), como obesidade e dislipidemia. Esse tratamento envolve mudanças no estilo de vida (MEV) que acompanham o tratamento do paciente por toda a sua vida.

Entre as MEV está a redução no uso de bebidas alcoólicas. O álcool é fator de risco reconhecido para hipertensão arterial e pode dificultar o controle da doença instalada. A redução do consumo de álcool reduz discretamente a pressão arterial, promovendo redução de 3,3mmHg (IC95%1: 2,5 – 4,1mmHg) em pressão sistólica e 2,0mmHg (IC95%: 1,5 – 2,6mmHg) em diastólica [GRADE

B] (National Institute for Health and Clinical Excellence, 2011; MOREIRA et al, 1999).

Outro ponto a ser observado é o uso de anticoncepcionais hormonais orais. A substituição de anticoncepcionais hormonais orais por outros métodos contraceptivos promove a redução da pressão arterial em pacientes hipertensas [GRADE D] (LUBIANCA et al., 2005; ATTHOBARI et al., 2007).

Embora fumar seja um fator de risco para o desenvolvimento de DCV, o papel do tabagismo como fator de risco para HAS não está, ainda, bem definido (GUPTA; SINGH; GUPTA, 2004). Estudo realizado na Índia mostrou uma relação significativa do tabagismo com a prevalência da HAS (GUPTA; GUPTA, 1999). Fumar um cigarro eleva momentaneamente a pressão arterial, podendo, o seu efeito se manter por até duas horas (GUPTA; SINGH; GUPTA, 2004). Estudos estimam um aumento de até 20mmHg na pressão sistólica após o primeiro cigarro do dia. Além disso, o cigarro aumenta a resistência às drogas anti-hipertensivas, fazendo com que elas funcionem menos que o esperado (FERREIRA et al, 2009; CHOBANIAN et al., 2003).

O tabagismo também aumenta o risco de complicações cardiovasculares secundárias em hipertensos e aumenta a progressão da insuficiência renal. Além disso, a cessação do tabagismo pode diminuir rapidamente o risco de doença coronariana entre 35% e 40% (KAPLAN, 2010).

Tratamento medicamentoso

A decisão de quando iniciar medicação anti-hipertensiva deve ser considerada avaliando a preferência da pessoa, o seu grau de motivação para mudança de estilo de vida, os níveis pressóricos e o risco cardiovascular.

Pessoas com alto risco cardiovascular ou níveis pressóricos no estágio 2 (PA ≥ 160/100mmHg) beneficiam-se de tratamento medicamentoso desde o diagnóstico para atingir a meta pressórica, além da mudança de estilo de vida (BRITISH HYPERTENSION SOCIETY, 2008).

Pessoas que não se enquadram nos critérios acima e que decidem, em conjunto com o médico, não iniciar medicação neste momento, podem adotar hábitos saudáveis para atingir a meta por um período de três a seis meses. Durante esse intervalo de tempo devem ter a pressão arterial avaliada pela equipe, pelo menos, mensalmente. Quando a pessoa não consegue atingir a meta pressórica pactuada ou não se mostra motivada no processo de mudança de hábitos, o uso de anti-hipertensivos deve ser oferecido, de acordo com o método clínico centrado na pessoa.

O tratamento medicamentoso utiliza diversas classes de fármacos selecionados de acordo com a necessidade de cada pessoa, com a avaliação da presença de comorbidades, lesão em órgãos-alvo, história familiar, idade e gravidez. Frequentemente, pela característica multifatorial da doença, o tratamento da HAS requer associação de dois ou mais anti-hipertensivos (BRASIL, 2010).

Os diuréticos são pelo menos tão eficazes quanto outras opções anti-hipertensivas para prevenir eventos cardiovasculares em ampla gama de condições, como gravidade de hipertensão, idade, gênero, raça e presença de comorbidades (eventos clínicos prévios e diabetes mellitus). Levando em conta tolerabilidade pela menos equivalente à de outros grupos e melhor relação de custo-efetividade, diuréticos são a primeira escolha para o tratamento da hipertensão arterial (FUCHS, 2009), principalmente em pessoas maiores de 55 anos ou negras em qualquer idade em Estágio I. Para pessoas com menos de 55 anos, a decisão de iniciar com diurético deve ser tomada pelo médico com o usuário.

Não se indica o uso de betabloqueadores como droga de primeira linha no tratamento da HAS. Revisão sistemática da Cochrane com 13 ensaios clínicos randomizados, envolvendo 91.561 participantes, mostrou um fraco efeito dos betabloqueadores em reduzir AVC e ausência de benefício na prevenção de doença coronariana, quando comparado com placebo. Também apresentou piores desfechos em comparação com outras classes anti-hipertensivas (diuréticos tiazídicos, inibidores da enzima conversora de angiotensina (Ieca) e bloqueadores de canais de cálcio)

79

(WIYSONGE et al., 2008). No entanto, algumas evidências sugerem benefício do uso dos betabloqueadores na redução da morbimortalidade cardiovascular quando utilizado em pacientes mais jovens (KHAN; MCALISTER, 2006) [Grau de Recomendação B].

Com a redução de 5 mmHg na pressão diastólica ou 10mmHg na pressão sistólica, há redução aproximada de 25% no risco de desenvolver cardiopatia isquêmica e de 40% no risco de apresentar AVC (BRASIL, 2006).

É indispensável atentar-se para a adesão continuada ao tratamento. Há inúmeras abordagens propostas para aumentar a adesão ao tratamento, mas a efetividade nem sempre é a desejada.

A inserção de farmacêuticos na equipe assistencial para orientação sobre o uso de medicamentos e outras ações (atenção farmacêutica) pode ser útil (CASTRO et al., 2006).

Antes de substituir o anti-hipertensivo que se mostra ineficaz, deve-se garantir o uso de doses adequadas. Ocorrência de efeitos adversos significativos ou continuada ineficácia indicam a necessidade de substituição, em vez do uso de doses mais altas. Pacientes sob tratamento com três anti-hipertensivos em doses adequadas, incluindo um diurético, com adesão conferida e sem pressão controlada, têm hipertensão resistente. Esses pacientes devem ser referidos a serviços especializados.

Indicações das classes medicamentosas.

Insuficiência cardíaca:

Diuréticos, betabloqueadores, inibidores da enzima conversora de angiotensina ou antagonistas da angiotensina II, antagonistas de aldosterona.

Pós-infarto do miocárdio:

Inibidores da enzima conversora da angiotensina, antagonistas da aldosterona.

Alto risco para doença Coronariana:

Betabloqueadores, inibidores da enzima conversora da angiotensina, bloqueadores dos canais de cálcio.

Diabetes:

Inibidores da enzima conversora da angiotensina, antagonistas da angiotensina II, bloqueadores dos canais de cálcio.

Doença renal crônica:

Inibidores da enzima conversora da angiotensina, antagonistas da angiotensina II.

Prevenção da recorrência de acidente vascular encefálico (AVE):

Diurético, inibidores da enzima conversora de angiotensina.

Hipertensão sistólica isolada em idosos:

Diuréticos (preferencialmente) ou bloqueadores dos canais de cálcio.

Combinação de medicamentos

Quando os níveis pressóricos se enquadram no estágio 2, o tratamento medicamentoso pode ser iniciado com dois anti-hipertensivos em doses baixas simultaneamente. Essa associação deve obedecer ao sinergismo de ação entre as cinco principais classes anti-hipertensivas. Ao iniciar o uso de um diurético tiazídico ou de um antagonista de canais de cálcio, a outra medicação associada deve ser um inibidor da enzima conversora de angiotensina ou um betabloqueador e vice-versa (GUSSO; LOPES, 2012).

Significativa proporção de pacientes hipertensos necessita de dois ou mais agentes para adequado controle de pressão arterial. Praticamente todas as associações de anti-hipertensivos têm efeito aditivo na redução da pressão e presumivelmente na prevenção de eventos cardiovasculares (LAW; WALD; MORRIS, 2009), mas há poucos estudos comparativos entre agentes empregados como segunda opção na prevenção de desfechos clínicos.

A associação da IECA com antagonistas da angiotensina II, defendida com base em estudos distorcidos pelo viés corporativo e pela propaganda, deve ser evitada, pois aumenta o risco de disfunção renal (LAW; WALD; MORRIS, 2009; YUSUF et al., 2008).

A associação entre diuréticos tiazídicos (ou ACC) e IECA (ou antagonistas da angiotensina II, ou betabloqueadores) é extremamente racional, particularmente em relação ao sinergismo de efeito sobre o sistema renina-angiotensina-aldosterona (SRAA) (DICKERSON et al., 1999; DEARY et al., 2002).

Acompanhamento

Sugere-se a verificação semanal da PA até a primeira consulta médica de reavaliação do tratamento. Neste período, a pessoa deverá medir a PA na sala de "enfermagem/triagem/acolhimento" e o resultado da verificação, data e horário deverão ser anotados no prontuário do paciente ou no local indicado para registro do monitoramento da PA.

A consulta médica de reavaliação do caso não deverá ultrapassar 30 dias.

Caso a PA não diminua com o uso da medicação indicada até a segunda semana de tratamento, após certificar-se que o paciente está fazendo uso correto da medicação prescrita, a equipe de Enfermagem deverá orientar o paciente para consultar com seu médico. Se o paciente não estiver usando corretamente a medicação, a equipe de Enfermagem deverá refazer a orientação sobre o uso da medicação e continuar monitorando a PA.

Um mês após o início do tratamento, deve-se verificar, em consulta médica, se o usuário atingiu a meta pressórica, isto é, PA menor que:

140/90mmHg na HAS não complicada (SOCIEDADE BRASILEIRA DE HIPERTENSÃO; SOCIEDADE BRASILEIRA DE NEFROLOGIA; SOCIEDADE BRASILEIRA DE CARDIOLOGIA, 2010; BRASIL, 2006b; CHOBANIAN et al, 2004) [Grau de Recomendação A];

130/80mmHg nos pacientes com diabetes, nefropatia, alto risco cardiovascular e prevenção secundária de AVC (SOCIEDADE BRASILEIRA DE HIPERTENSÃO; SOCIEDADE BRASILEIRA DE NEFROLOGIA; SOCIEDADE BRASILEIRA DE CARDIOLOGIA, 2010; BRASIL, 2006b; CHOBANIAN et al, 2004) [Grau de Recomendação A];

130/80mmHg na nefropatia com proteinúria maior que 1g ao dia (BRASIL, 2006b) [Grau de Recomendação D].

Deve-se considerar em pacientes com má resposta: não adesão, excesso de sal na dieta, para efeito das drogas, uso de anti-inflamatórios não esteroides, uso de descongestionantes nasais, supressores do apetite, cafeína, anticoncepcionais orais, tabagismo, etilismo, obesidade progressiva, apneia do sono, dor crônica ou hipertensão secundária (CHOBANIAN et al., 2004).

Quando não se atinge a meta pressórica, recomenda-se adicionar outro fármaco, ou aumentar a dose do fármaco utilizado ou substituí-lo quando não houver nenhum efeito, reavaliando-se em intervalos mensais. Baixas doses de hidroclorotiazida podem potencializar o efeito de outro fármaco sem acrescentar efeitos adversos. (CHOBANIAN et al., 2004). Na necessidade de uma terceira droga, os bloqueadores dos canais de cálcio seriam uma boa opção (BRITISH HYPERTENSION SOCIETY, 2008) [Grau de Recomendação B].

As pessoas que não estiverem com a PA controlada, mas que estejam aderindo aos tratamentos recomendados, deverão realizar consulta médica para reavaliação (BRASIL, 2006a; BRASIL, 2006b), mensalmente até atingirem a meta pressórica. Aquelas que não estiverem seguindo os tratamentos recomendados poderão consultar com a enfermeira e/ou o médico para avaliação da motivação para o tratamento e da capacidade de autocuidado. De acordo com essa avaliação, poderão também ser encaminhadas para receber apoio de outros profissionais de Saúde (como psicólogo, nutricionista, assistente social, educador físico, farmacêutico) ou ser avaliadas por meio de apoio matricial do Núcleo de Apoio à Saúde da Família (Nasf) para auxílio à equipe no manejo desses casos.

Essa avaliação deve ser feita continuamente durante o tratamento. Após todos os passos explicados, se a pressão arterial se mostra refratária ao tratamento medicamentoso com três drogas anti-hipertensivas com doses plenas, deve-se encaminhar o paciente à atenção especializada.

Emergências hipertensivas

São condições em que há elevação crítica da pressão arterial com quadro clínico grave, progressiva lesão de órgãos-alvo e risco de morte, exigindo imediata redução da pressão arterial com agentes aplicados por via parenteral. [Grau de Recomendação D] (SOCIEDADE BRASILEIRA DE CARDIOLOGIA; SOCIEDADE BRASILEIRA DE HIPERTENSÃO; SOCIEDADE BRASILEIRA DE NEFROLOGIA, 2010).

Há elevação abrupta da pressão arterial ocasionando, em território cerebral, perda da autorregulação do fluxo sanguíneo e evidências de lesão vascular, com quadro clínico de encefalopatia hipertensiva, lesões hemorrágicas dos vasos da retina e papiledema. Habitualmente, apresentam-se com pressão arterial muito elevada em pacientes com hipertensão crônica ou menos elevada em pacientes com doença aguda, como em

83

eclâmpsia, glomerulonefrite aguda, e em uso de drogas ilícitas, como cocaína. Podem estar associadas à acidente vascular encefálico, ao edema agudo dos pulmões, às síndromes isquêmicas miocárdicas agudas e à dissecção aguda da aorta. Esses casos requerem manejo imediato e encaminhamento em serviço de urgência e emergência, pois há risco iminente à vida ou de lesão orgânica grave.

Urgências hipertensivas

A elevação crítica da pressão arterial, em geral pressão arterial diastólica $\geq$ 120mmHg, porém com estabilidade clínica, sem comprometimento de órgãos-alvo, caracteriza o que se convencionou definir como urgência hipertensiva (UH).

Pacientes que cursam com UH estão expostos a maior risco futuro de eventos cardiovasculares comparados com hipertensos que não a apresentam, fato que evidencia o seu impacto no risco cardiovascular de indivíduos hipertensos e enfatiza a necessidade de controle adequado da pressão arterial cronicamente.

A pressão arterial, nesses casos, deverá ser tratada com medicamentos por via oral, buscando-se sua redução em até 24 horas [Grau de Recomendação D] (SOCIEDADE BRASILEIRA DE CARDIOLOGIA; SOCIEDADE BRASILEIRA DE HIPERTENSÃO; SOCIEDADE BRASILEIRA DE NEFROLOGIA, 2010).

Embora a administração sublingual de nifedipino de ação rápida seja amplamente utilizada para esse fim, foram descritos efeitos adversos graves com essa conduta. A dificuldade de controlar o ritmo e o grau de redução da pressão arterial, sobretudo quando intensa, pode ocasionar acidentes vasculares encefálicos e coronarianos. O risco de importante estimulação simpática secundária e a existência de alternativas eficazes e mais bem toleradas tornam o uso de nifedipino de curta duração (cápsulas) não recomendável nessa situação. O captopril 25 mg via oral é indicado nesta situação (SOCIEDADE BRASILEIRA DE CARDIOLOGIA; SOCIEDADE BRASILEIRA DE HIPERTENSÃO; SOCIEDADE BRASILEIRA DE NEFROLOGIA, 2010).

A prática da administração sublingual do comprimido de captopril não é recomendada, pois suas características farmacocinéticas não permitem a absorção de doses ideais por essa via, devendo, portanto, ser deglutido (BRASIL, 2011).

Referências

_____. CONSELHO FEDERAL DE ENFERMAGEM (Brasil). Resolução COFEN n° 358/2009. Dispõe sobre a Sistematização da Assistência de Enfermagem e a implementação do Processo de Enfermagem em ambientes, públicos ou privados, em que ocorre o cuidado profissional de Enfermagem, e dá outras providências. O Conselho Federal de Enfermagem (COFEN), no uso de suas atribuições legais que lhe são conferidas pela Lei n° 5.905, de 12 de julho de 1973, e pelo Regimento da Autarquia, aprovado pela Resolução COFEN n° 242, de 31 de agosto de 2000. Disponível em: <http://novo. portalcofen.gov.br/resoluo-cofen-3582009_4384.html>. Acesso em: 15 nov. 2012.

BRASIL. Ministério da Saúde. Secretaria de Atenção à saúde. Departamento de Atenção Básica. Hipertensão arterial sistêmica para o Sistema Único de Saúde. Brasília: Ministério da Saúde, 2006a.

_____. Prevenção clínica de doenças cardiovasculares, cerebrovasculares e renais. Brasília: Ministério da Saúde, 2006b. (Cadernos de Atenção Básica, n. 14.).

_____. Rastreamento. Brasília: Ministério da Saúde, 2010. (Cadernos de Atenção Básica).

CHOBANIAN, A. V. et al. The Seventh Report of the Joint National Committee on Prevention, Detection, Evaluation and Treatment of High Blood Pressure. The JNC 7 report. JAMA, [S.l.], v. 289, n. 6, p. 2560-2572, dez. 2003.

Diabetes Mellitus Tipo 2

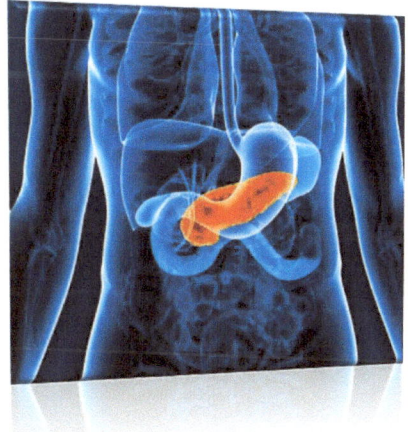

Diabetes Mellitus tipo 2 (DM2) é uma condição crônica caracterizada por níveis elevados e sustentados de glicemia. É uma doença progressiva que pode evoluir para graves complicações, impactando tanto a saúde do indivíduo quanto o sistema de saúde e a sociedade em geral.

Etiologia

O DM2 ocorre devido à perda progressiva de secreção insulínica, geralmente combinada com resistência à insulina.

Fatores de risco

Diagnóstico de pré-diabetes;

Pressão alta;

Colesterol alto ou alterações na taxa de triglicérides no sangue;

Sobrepeso, principalmente se a gordura estiver concentrada em volta da cintura, nas mulheres deve ser inferior a 80cm, e nos homens, inferior a 102cm;

Pais, irmãos ou parentes próximos com diabetes;

Doenças renais crônicas;

Mulher que deu à luz criança com mais de 4kg;

Diabetes gestacional;

Síndrome de ovários policísticos;

Diagnóstico de distúrbios psiquiátricos - esquizofrenia, depressão, transtorno bipolar;

Apneia do sono;

Uso de medicamentos da classe dos glicocorticoides.

Quadro Clínico

Os sintomas do diabetes tipo 2 incluem:

Poliúria

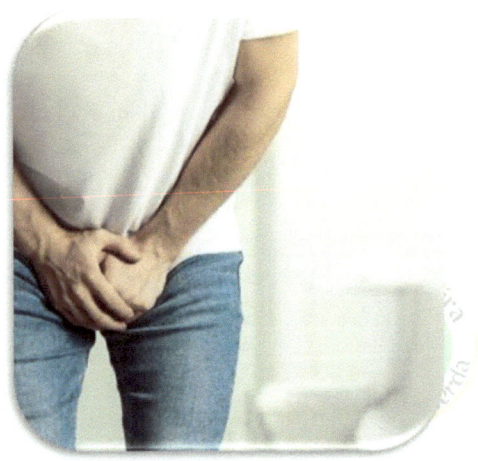

Polidipsia

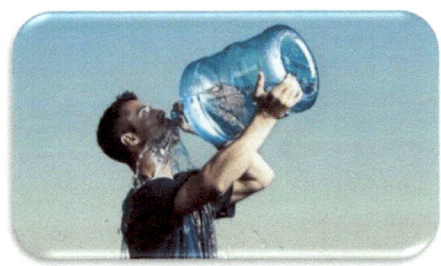

Polifagia

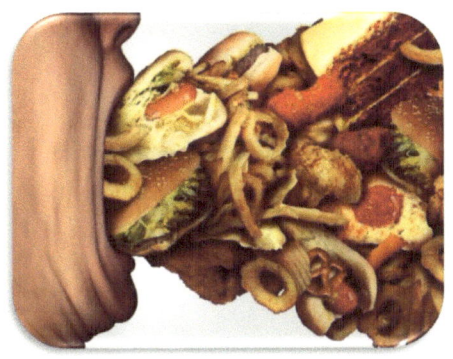

Perda ponderal

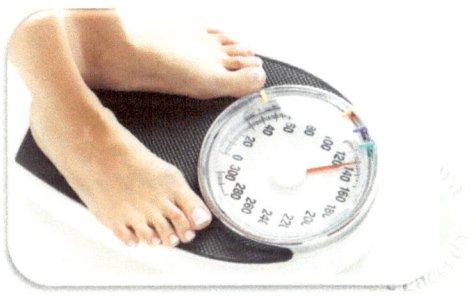

Parestesias de extremidades

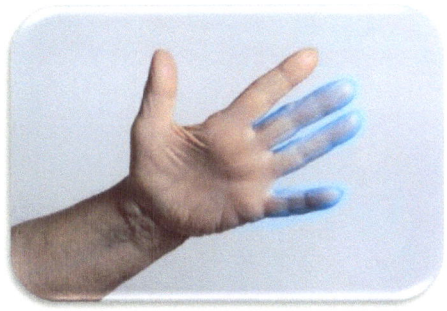

Úlceras nos pés

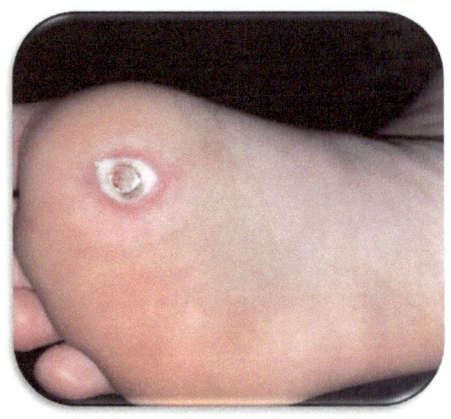

Visão turva

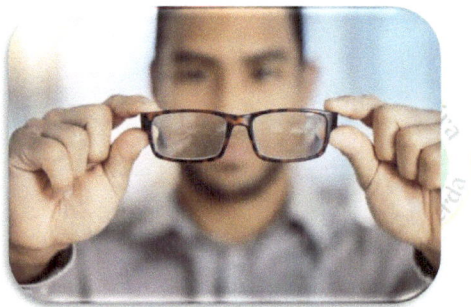

Cansaço

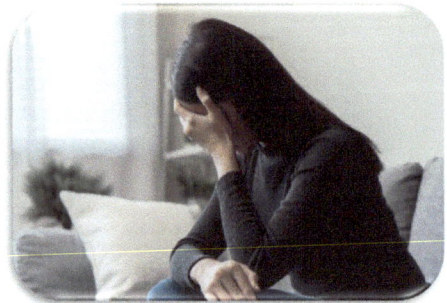

Disfunção erétil

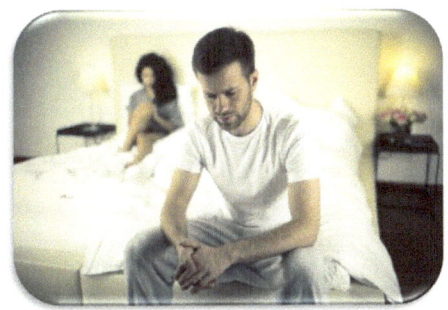

Candidíase de repetição.

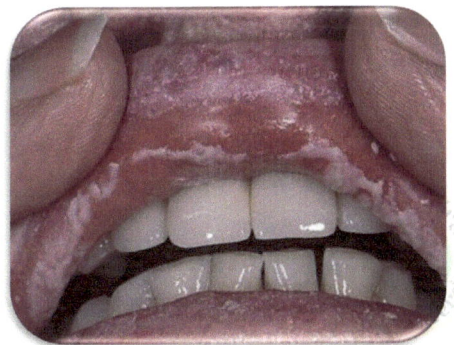

Diagnóstico

O diagnóstico é feito por meio de exames como glicemia de jejum, glicemia plasmática após sobrecarga oral de glicose e hemoglobina glicada.

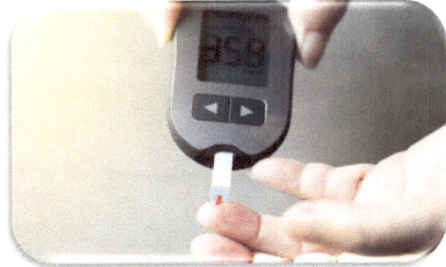

Tratamento

O tratamento do DM2 envolve uma abordagem multidisciplinar que inclui dieta saudável, atividade física regular, controle do peso, monitoramento da glicose no sangue e, em alguns casos, medicação. É essencial para as pessoas com DM2 manter um estilo de vida saudável e seguir as orientações médicas para prevenir complicações e melhorar a qualidade de vida.

Para os usuários que apresentam diabetes Tipo 2, poderão ser utilizados os seguintes medicamentos, conforme cada caso:

Primeira escolha

Biguanidas:

Cloridrato de Metformina, uso oral

Cloridrato de Metformina - XR liberação prolongada, uso oral.

Indicadas com associação:

Sulfonilureias:

Glibenclamida, uso oral

Gliclazida de liberação prolongada, uso oral

Inibidores SGLT2:

Dapagliflozina, uso oral

Insulinas:

NPH, uso subcutâneo

Regular, uso subcutâneo

Hipoglicemia

A hipoglicemia é literalmente nível muito baixo de glicose no sangue e é comum em pessoas com diabetes. Para evitar a hipoglicemia, além das complicações do diabetes, o segredo é manter os níveis de glicose dentro da meta estabelecida pelo profissional da saúde para cada paciente. Essa meta varia de acordo com a idade, condições gerais de saúde e outros fatores de risco, além de situações como a gravidez.

Durante o tratamento, é essencial manter hábitos saudáveis e estilo de vida ativo, além de seguir as orientações medicamentosas recomendadas pelo profissional de saúde para manter a meta de glicose, evitando a hipoglicemia e a hiperglicemia.

Causas

Aumentar quantidade de exercícios físicos sem orientação ou sem ajuste correspondente na alimentação/medicação;

Pular refeições e os horários de refeições;

Comer menos do que o necessário;

Exagerar na medicação (essa conduta não traz controle melhor do diabetes, pelo contrário);

Ingestão de álcool.

Em situações extremas, a hipoglicemia pode causar desmaios ou crises convulsivas e necessitam de intervenção médicas imediata.

Sintomas

Tremores;

Nervosismo e ansiedade;

Suores e calafrios;

Irritabilidade e impaciência;

Confusão mental e até delírio;

Taquicardia, coração batendo mais rápido que o normal;

Tontura ou vertigem;

Fome e náusea;

Sonolência;

Visão embaçada;

Sensação de formigamento ou dormência nos lábios e na língua;

Dor de cabeça;

Fraqueza e fadiga;

Raiva ou tristeza;

Falta de coordenação motora;

Convulsões;

Inconsciência.

Você sabe o que são nervos periféricos? Eles carregam as informações que saem do cérebro e as que chegam até ele, além de sinais da medula espinhal para o resto do corpo. Os danos a esses nervos, condição chamada de neuropatia periférica, fazem com que esse mecanismo não funciona bem.

Neuropatia diabética

A neuropatia pode afetar um único nervo, um grupo de nervos ou nervos no corpo inteiro.

A neuropatia costuma vir acompanhada da diminuição da energia, da mobilidade, da satisfação com a vida e do envolvimento com as atividades sociais.

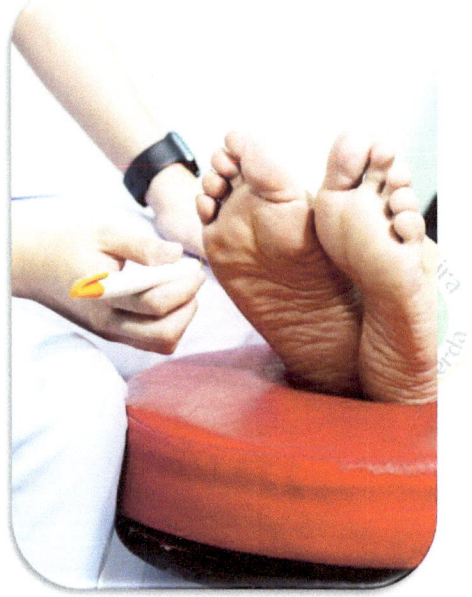

Tanto as alterações nos vasos sanguíneos quanto as alterações no metabolismo podem causar danos aos nervos periféricos. A glicemia alta reduz a capacidade de eliminar radicais livres e compromete o metabolismo de várias células, principalmente as dos neurônios.

Importante: O diabetes é a causa mais comum da neuropatia periférica e merece especial atenção porque a neuropatia é a complicação crônica mais comum e mais incapacitante do diabetes. Ela é responsável por cerca de dois terços das amputações não-traumáticas (que não são causadas por acidentes e fatores externos).

93

Problemas arteriais e amputações

Muitas pessoas com diabetes têm a doença arterial periférica, que reduz o fluxo de sangue para os pés. Além disso, pode haver redução de sensibilidade devido aos danos que a falta de controle da glicose causa aos nervos. Essas duas condições fazem com que seja mais fácil sofrer com úlceras e infecções, que podem levar à amputação. No entanto, a maioria das amputações são evitáveis, com cuidados regulares e calçados adequados. Cuidar bem de seus pés e visitar o seu médico imediatamente, assim que observar alguma alteração, é muito importante. Pergunte sobre sapatos adequados e considere seriamente um plano estratégico, caso seja fumante: pare de fumar imediatamente! O tabagismo tem sério impacto nos pequenos vasos sanguíneos que compõem o sistema circulatório, causando ainda mais diminuição do fluxo de sangue para os pés.

Nefropatia diabética

Os rins são uma espécie de filtro, compostos por milhões de vasinhos sanguíneos (capilares), que removem os resíduos do sangue. O diabetes pode trazer danos aos rins, afetando sua capacidade de filtragem.

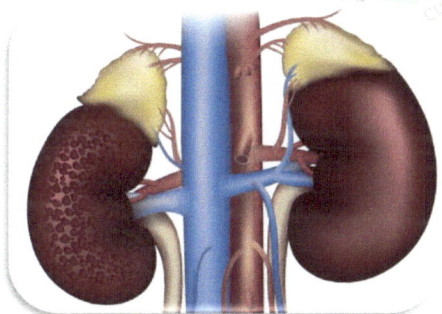

O processo de digestão dos alimentos gera resíduos. Essas substâncias que o corpo não vai utilizar geralmente têm moléculas bem pequenas, que passam pelos capilares e vão compor a urina. As substâncias úteis, por sua vez, a exemplo das proteínas, têm moléculas maiores e continuam circulando no sangue.

O problema é que os altos níveis de açúcar fazem com que os rins filtrem muito sangue, sobrecarregando os órgãos e fazendo com moléculas de proteína acabem sendo perdidas na urina. A presença de pequenas quantidades de proteína na urina é

94

chamada de microalbuminúria. Quando a doença renal é diagnosticada precocemente, durante a microalbuminúria, diversos tratamentos podem evitar o agravamento.

Quando é detectada mais tarde, já na fase da macroalbuminúria, a complicação já é chamada de doença renal terminal. Com o tempo, o estresse da sobrecarga faz com que os rins percam a capacidade de filtragem. Os resíduos começam a acumular-se no sangue e, finalmente, os rins falham. Uma pessoa com doença renal terminal vai precisar de um transplante ou de sessões regulares de hemodiálise.

Atenção: Nem todas as pessoas que têm diabetes desenvolvem a doença renal. Fatores genéticos, baixo controle da taxa glicêmica e da pressão arterial favorecem o aparecimento da complicação.

Retinopatia Diabética

Retinopatia diabética é um termo genérico que designa todas os problemas de retina causados pelo diabetes.

Há dois tipos mais comuns:

Proliferativa;

Não-proliferativa.

O tipo não-proliferativa é a mais comum. Os capilares (pequenos vasos sanguíneos) na parte de trás do olho incham e formam bolsas. Há três estágios - leve, moderado e grave – na medida em que mais vasos sanguíneos ficam bloqueados. Em alguns casos, as paredes dos capilares podem perder o controle sobre a passagem de substâncias entre o sangue e a retina e o fluido pode vazar dentro da mácula.

Isso é o que chamamos de edema macular – a visão embaça e pode ser totalmente perdida. Geralmente, a retinopatia não-proliferativa não exige tratamento específico, mas o edema macular sim. Frequentemente o tratamento permite a recuperação da visão.

Depois de alguns anos, a retinopatia pode progredir para um tipo mais sério, a proliferativa. Os vasos sanguíneos ficam totalmente obstruídos e não levam mais oxigênio à retina. Parte dela pode até morrer e novos vasos começam a crescer para tentar resolver o problema. Esses novos vasinhos são frágeis e podem vazar, causando hemorragia vítrea. Os novos capilares podem causar também uma espécie de cicatriz, distorcendo a retina e provocando seu descolamento, ou ainda, glaucoma.

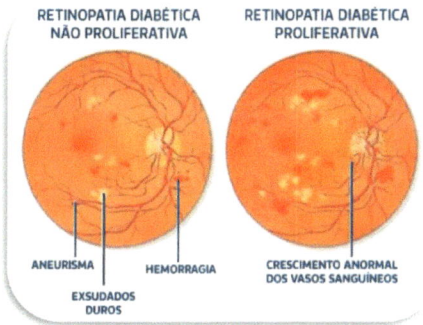

Os fatores de risco da retinopatia são o controle da glicose no sangue, o controle da pressão, o tempo de convivência com o diabetes e a influência genética. A retinopatia não-proliferativa é muito comum, principalmente entre as pessoas com diabetes Tipo 1, mas pode afetar aqueles com Tipo 2 também. Cerca de uma em cada quatro pessoas com diabetes tem o problema em algum momento da vida.

Já a retinopatia proliferativa é pouco comum – afeta cerca de uma em cada 20 pessoas com diabetes.

Quem mantém bom controle da glicemia têm chance muito menor de desenvolver qualquer retinopatia. Nem sempre a retinopatia apresenta sintomas. A retina pode estar seriamente danificada antes que o paciente perceba uma alteração na visão. Por isso, é necessário consultar um oftalmologista anualmente ou a cada dois anos, mesmo que esteja se sentindo bem.

Pé Diabético

São feridas que podem ocorrer no pé das pessoas com diabetes e têm difícil cicatrização devido aos níveis elevados de açúcar no sangue e/ou circulação sanguínea deficiente. É uma das complicações mais comuns do diabetes mal controlado. Aproximadamente um quarto dos pacientes com diabetes desenvolver úlceras nos pés e 85% das amputações de membros inferiores ocorre em pacientes com diabetes.

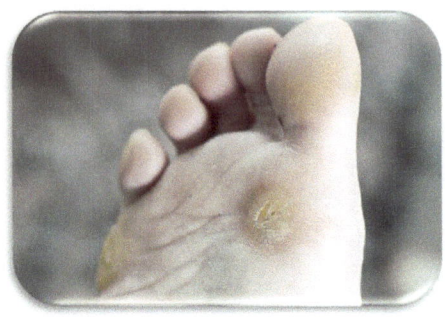

Glaucoma

Pessoas com diabetes têm 40% mais chance de desenvolver glaucoma, que é a pressão elevada nos olhos. Quando mais tempo convivendo com a doença, maior o risco. Na maioria dos casos, a pressão faz com que o sistema de drenagem do humor aquoso se torne mais lento, causando o acúmulo na câmara anterior. Isso comprime os vasos sanguíneos que transportam sangue para a retina e o nervo óptico e pode causar a perda gradual da visão. Há vários tratamentos para o glaucoma – de medicamentos à cirurgia.

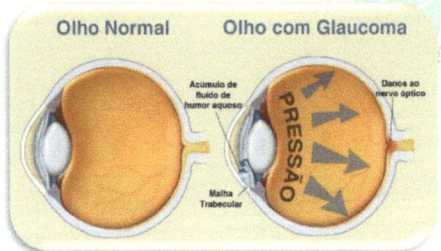

Catarata

Pessoas com diabetes têm 60% mais chance de desenvolver a catarata, que acontece quando a lente clara do olho, o cristalino, fica opaca, bloqueando a luz. Quem tem diabetes costuma desenvolver a catarata mais cedo e a doença progride mais rápido. Para ajudar a lidar com graus leves de catarata, é necessário usar óculos de sol e lentes de controle de brilho nos óculos comuns. Quando a opacidade atrapalha muito a visão, geralmente é realizada uma cirurgia que remove as lentes e implanta novas estruturas. Entretanto, é preciso ter consciência de que, em pessoas com diabetes, a remoção das lentes pode favorecer o desenvolvimento de glaucoma (complicação anterior) e de retinopatia (próxima complicação).

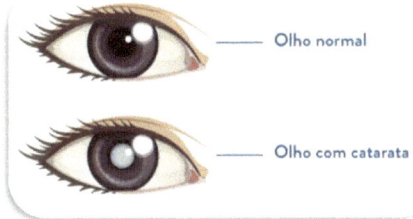

Olho normal

Olho com catarata

Pele mais sensível

Muitas vezes, a pele dá os primeiros sinais de que você pode estar com diabetes. Ao mesmo tempo, as complicações associadas podem ser facilmente prevenidas. Quem tem diabetes tem mais chance de ter pele seca, coceira e infecções por fungos e/ou bactérias, uma vez que a hiperglicemia favorece a desidratação – a glicose em excesso rouba água do corpo.

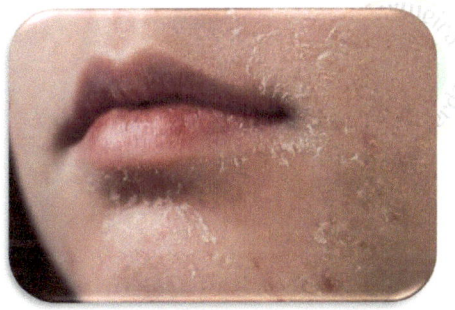

Por outro lado, se já havia algum problema dermatológico anterior, pode ser que o diabetes ajude a piorar o quadro. As altas taxas glicêmicas prejudicam também os pequenos vasos sanguíneos responsáveis pelo transporte de nutrientes para a pele e os órgãos.

A pele seca fica suscetível a rachaduras, que evoluem para feridas. Diabéticos têm a cicatrização dificultada (em razão da vascularização deficiente). Trata-se, portanto, de um círculo vicioso, cuja consequência mais severa é a amputação do membro afetado.

Além de cuidar da dieta e dos exercícios, portanto, a recomendação é cuidar bem da pele também. Quando controlada, o diabetes pode não apresentar qualquer manifestação cutânea.

Alteração do Humor

Alteração de humor, ansiedade e depressão

Ao receber o diagnóstico de diabetes, muitas pessoas apresentam várias reações emocionais, como choque, negação, medo, raiva, tristeza e ansiedade. Isso é absolutamente normal. O mental e o emocional podem ser afetados com o diagnóstico de alguma doença crônica, como o diabetes.

Ansiedade

Muitas pessoas com diabetes apresentam distúrbios de ansiedade. A má interpretação de alguns sintomas de hipoglicemia como sendo ansiedade pode prejudicar a rápida correção exigida pelas baixas taxas de glicemia.

Uma ansiedade em relação a injeções e a visão de sangue também pode complicar a vida de quem precisa tomar diariamente insulina e fazer várias mensurações de glicemia por dia.

O medo de hipoglicemia, uma fonte comum de ansiedade em pessoas com diabetes, pode fazer com que os pacientes mantenham suas taxas glicêmicas acima dos alvos. Pais de crianças com diabetes também costumam apresentar um extremo medo de hipoglicemia.

Depressão

A depressão ocorre duas vezes mais em portadores de diabetes do que na população em geral. Ocorre em aproximadamente 20% dos portadores de diabetes tanto no tipo 1 quanto no tipo 2, sendo a taxa de depressão maior nas mulheres. A causa da depressão em portadores de diabetes ainda é desconhecida. Provavelmente é o resultado da interação entre fatores psicológicos, físicos e genéticos. A contribuição de cada um desses fatores para a depressão varia de paciente para paciente.

As restrições alimentares, o tratamento, as hospitalizações e o aumento nas despesas podem ser estressantes para o portador de diabetes. Lidar com as complicações quando o diabetes está mal controlado também pode contribuir para a depressão. Alterações físicas associadas ao diabetes (neuroquímicas e neurovasculares) também podem ser fatores causais. Fatores genéticos não relacionados ao diabetes podem

99

causar depressão em portadores de diabetes. Qualquer que seja a causa, a depressão pode afetar negativamente o controle do diabetes.

A depressão está associada ao pobre controle glicêmico que é a maior causa das complicações do diabetes. Abra-se com seu médico e outros membros da equipe multidisciplinar. Psicoterapia, medicação e uma combinação das duas coisas, dependendo do caso, têm apresentado excelentes resultados para o bem-estar e também para o controle da glicemia. Antidepressivos são bem tolerados e seguros para pessoas com diabetes, desde que ingeridos nos horários e doses recomendados.

É importante lembrar, no entanto, que cada pessoa responde de uma forma ao tratamento; e recuperar-se de uma depressão pode levar tempo. As doses dos medicamentos – que não têm efeito imediato – e o número de sessões de psicoterapia podem precisar de ajustes. É importante que o psicoterapeuta converse com o médico que trata o seu diabetes.

Problemas sexuais

Os problemas sexuais são muito comuns, mas muitas vezes somos influenciados por uma imagem exagerada vendida pela mídia. Hoje, já há uma série de soluções para vários desses problemas, mas é preciso haver um diálogo franco com o médico. A saúde sexual também está diretamente relacionada às complicações do diabetes.

Alguns problemas comuns são: disfunção erétil e problemas de ejaculação

A disfunção sexual do diabetes também pode afetar as mulheres. Altas taxas de glicose, lesões nos nervos, depressão e propensão a infecções genitais são alguns dos fatores que podem afetar a vida sexual da mulher com diabetes.

Algumas complicações são críticas e podem levar à morte. Manter hábitos e estilos de vida saudáveis são a melhor forma de controlar e prevenir a doença

Referências Bibliográficas

Diabetes (diabetes mellitus). Disponível em: <https://www.saude.pr.gov.br/Pagina/Diabetes-diabetes-mellitus>.

MINISTÉRIO DA SAÚDE. Diabetes (diabetes mellitus). Disponível em: <https://www.gov.br/saude/pt-br/assuntos/saude-de-a-a-z/d/diabetes>.

Tratamento do diabetes mellitus tipo 2 no SUS. Disponível em: <https://diretriz.diabetes.org.br/tratamento-do-diabetes-mellitus-tipo-2-no-sus/>.

Linhas de Cuidado - Diabetes Mellitus tipo 2 (DM2) no adulto. Disponível em: <https://linhasdecuidado.saude.gov.br/portal/diabetes-mellitus-tipo-2-(DM2)-no-adulto/>.

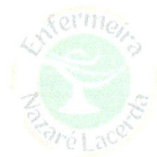

Asma Brônquica

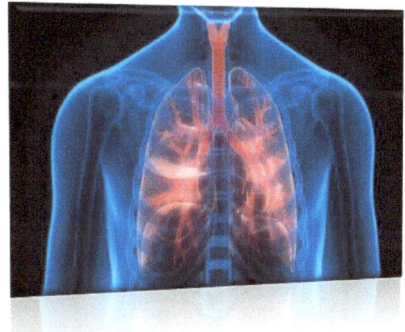

Asma brônquica é uma doença caracterizada por inflamação difusa das vias respiratórias, desencadeada por diversos estímulos deflagradores, que resulta em broncoconstrição parcial ou completamente reversível.

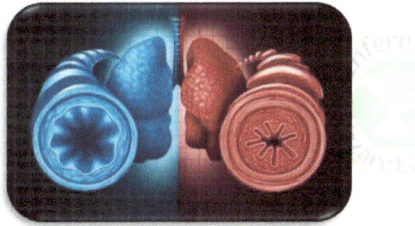

Os sinais e sintomas envolvem dispneia, opressão torácica e desenvolvimento de sibilos.

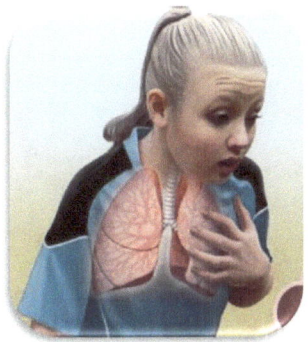

Efetua-se o diagnóstico com base na história, no exame físico e nos testes de função pulmonar. O tratamento envolve controle dos fatores deflagradores e terapia medicamentosa, mais comumente com a inalação de agonistas beta-2 e corticoides. O prognóstico é bom com o tratamento.

Etiologia

O desenvolvimento de asma tem múltiplos fatores e depende de interações entre múltiplos genes suscetíveis e fatores ambientais.

Mais recentemente, o mais replicado está no locus do cromossomo 17q21. Esse locus contém o gene ORMDL3, que é um gene induzível por alergenos e citocinas (IL-4/IL-13) que participa do remodelamento das células epiteliais e do metabolismo de esfingolipídios que alteram a hiperreatividade brônquica.

Os fatores ambientais do risco de asma podem ser:

Exposição a alergenos;

Falta de dieta equilibrada;

Fatores perinatais;

As evidências implicam claramente alergenos domésticos (p. ex., pó oriundo de ácaros, baratas e animais de estimação) e outros alérgenos ambientais no desenvolvimento da doença em crianças mais velhas e adultos. Alimentação com baixo teor de vitaminas C, E e ácidos graxos ômega 3 foi relacionada à asma; mas vários estudos que corroboram a influência da dieta são limitados pelo tamanho da amostra ou não levaram em conta as diferenças de fatores socioeconômicos, ambientais e demográficos.

A suplementação dietética com essas substâncias não parece prevenir a asma brônquica. A asma também é relacionada com fatores perinatais, como:

Baixa idade materna

Nutrição materna precária

Prematuridade

Baixo peso ao nascer

Ausência de aleitamento materno.

Por outro lado, a exposição à endotoxina precocemente na vida pode induzir tolerância e ser protetora. A poluição do ar não está definitivamente vinculada ao

103

desenvolvimento da doença, embora ela possa deflagrar exacerbações. O papel da exposição da criança à fumaça do cigarro é controverso, uma vez que alguns estudos revelaram um efeito contribuidor e outros, um efeito protetor.

Componentes genéticos e ambientais podem interagir. Lactentes podem nascer com predisposição para respostas imunitárias pró-alérgicas e pró-inflamatórias do tipo 2 (T2) (respostas imunitárias relacionadas com as células T-helper 2).

A resposta pró-inflamatória T2 caracteriza-se pelo crescimento e ativação de eosinófilos e produção de IgE. A asma brônquica com esse padrão de inflamação era frequentemente chamada de asma eosinofílica.

No início da infância, a exposição a endotoxinas e infecções bacterianas e virais conduzem o corpo a respostas das células T-helper tipo 1 (TH1), o que suprime as TH2 e induz tolerância. As respostas do tipo 1 (T1) são caracterizadas pela proliferação das células T-helper tipo 1.

A tendência a famílias menores com menos filhos, ambientes internos mais limpos e uso precoce de vacinas e antibióticos podem privar as crianças dessa supressão de TH2 e das exposições indutoras de tolerância e explicar parcialmente o aumento contínuo da prevalência da asma nos países desenvolvidos (hipótese da higiene).

A asma envolve:

Broncoconstrição;

Edema e inflamação das vias respiratórias;

Hiper-reatividade das vias respiratórias;

Remodelamento das vias respiratórias;

Em asmáticos, as células TH2 e outros tipos celulares — notavelmente, eosinófilos e mastócitos, mas também outros subtipos CD4+ e neutrófilos — formam um infiltrado inflamatório extenso, no epitélio e na musculatura lisa das vias respiratórias, levando ao remodelamento desta última (isto é, descamação, fibrose subepitelial e hipertrofia da musculatura lisa). A hipertrofia da musculatura lisa obstrui as vias respiratórias e aumenta a reatividade a alergênicos, infecções, irritantes, estimulação parassimpática (o que provoca a liberação de neuropeptídeos pró-inflamatórios, como substância P, neurocinina A e peptídeo relacionado geneticamente à calcitonina) e outros deflagradores broncoconstritivos. Na imagem abaixa pode-se observar a broncoconstrição no lobo inferior do pulmão direito.

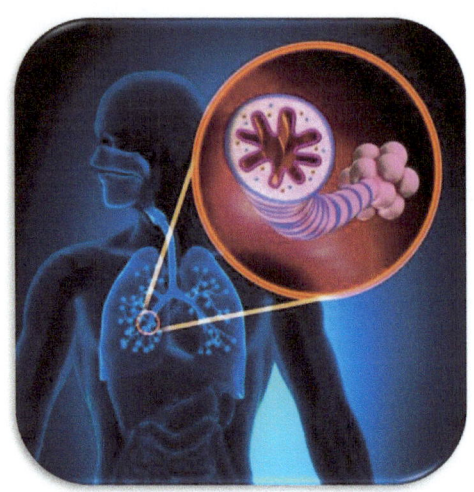

Contribuintes adicionais à hiper-reatividade da via respiratória envolvem a perda de inibidores da broncoconstrição (fator relaxante derivado do epitélio e prostaglandina E2) e de outras substâncias que metabolizam broncoconstritores endógenos (endopeptidases), em virtude da descamação do epitélio e do edema da mucosa. O tamponamento mucoso e a eosinofilia sanguínea periférica constituem achados adicionais clássicos na asma e podem ser um epifenômeno da inflamação da via respiratória. Entretanto, nem todos os pacientes com asma têm eosinofilia.

Gatilhos da asma

Os gatilhos comuns da exacerbação da asma incluem:

Alergênicos ambientais e ocupacionais

Ar frio e seco

Infecções

Exercício

Inalação de agentes irritantes

Emoção

Ácido acetilsalicílico e outros anti-inflamatórios não esteroides (AINEs).

Doença do refluxo gastresofágico (DRGE)

Os desencadeadores de infecção em crianças pequenas incluem vírus sincicial respiratório, rinovírus e infecção pelo vírus parainfluenza.

Em crianças maiores e adultos, as infecções do trato respiratório superior (particularmente por rinovírus) e pneumonia são desencadeadores infecciosos comuns. Exercícios podem ser um gatilho, principalmente em ambientes frios ou secos, e ar frio por si só também pode desencadear os sintomas. Irritantes inalados, como poluição do ar, fumaça de cigarro, perfumes e produtos de limpeza também podem desencadear os sintomas nos pacientes com asma. (Irritantes inalados que desencadeiam exacerbações da asma brônquica atuam induzindo uma resposta T2, em contraste com o que acontece na síndrome de disfunção reativa das vias respiratórias e na asma crônica induzida por irritantes.) Emoções como ansiedade, raiva e agitação algumas vezes desencadeiam exarcerbações.

O ácido acetilsalicílico é o deflagrador em até 30% dos pacientes com asma grave e em até 10% de todos os asmáticos. A asma sensível ao ácido acetilsalicílico é tipicamente acompanhada de pólipos nasais com congestão nasal e dos seios da face, que é um quadro conhecido como tríade de Samter (asma, pólipos nasais e sensibilidade ao ácido acetilsalicílico e AINEs).

A DRGE é um gatilho entre alguns pacientes com asma, possivelmente por broncoconstrição reflexa induzida por ácido esofágico ou por microaspiração do ácido. Contudo, o tratamento da DRGE assintomática (p. ex., com inibidores da bomba de prótons) não parece melhorar o controle da asma

A rinite alérgica frequentemente coexiste com a asma, porém, não está estabelecido se as duas são manifestações diferentes do mesmo processo alérgico ou se a rinite é um deflagrador distinto de asma.

Classificação da asma

A asma provoca uma série de alterações clínicas e nos exames complementares. Também ao contrário da maioria dos tipos de hipertensão, as manifestações de asma geralmente aumentam ou diminuem. Assim, o monitoramento (e estudo) da asma exige uma terminologia consistente e um modelo definido.

O termo estado asmático descreve o espasmo brônquico grave, intenso e prolongado que é resistente ao tratamento.

Gravidade

A gravidade é a intensidade intrínseca do processo patológico (isto é, o grau de gravidade da asma. A gravidade normalmente pode ser avaliada diretamente apenas antes do início do tratamento, porque os pacientes que responderam bem ao tratamento, por definição, têm poucos sintomas. A gravidade da asma é classificada como:

Intermitente

Persistente leve

Persistente moderada

Persistente grave

É importante lembrar que a categoria gravidade não prevê quão grave pode ser a exacerbação de um paciente. Por exemplo, um paciente com asma leve com longos períodos assintomáticos ou com sintomas leves e função pulmonar normal pode ter uma exacerbação grave com risco de vida.

Controle

Controle é o grau em que os sintomas, a incapacidade e os riscos são minimizados por meio do tratamento. O controle é o parâmetro avaliado em pacientes que receberam tratamento. O objetivo é controlar bem a asma em todos os pacientes, independentemente da gravidade da doença. O controle da asma é classificado como:

Bem controlada

Sintomas:

Todas as idades, exceto crianças de 5–11 anos: ≤ 2 dias/semana

Crianças de 5–11 anos: ≤ 2 dias por semana, mas não > uma vez ao dia

Despertares noturnos:

Adultos e crianças ≥ 12 anos: ≤ 2/mês

Crianças de 5–11 anos: ≤ 1/mês

Crianças de 0–4 anos: ≤ 1/mês

Interferência nas atividades normais:

Nenhuma

Uso de beta-agonista de curta duração para controle dos sintomas (não para prevenção da asma induzida por esforço):

≤ 2 dias/semana

VEF1 ou pico de fluxo:

>80% do predito/melhor resultado individual

VEF1/CVF (crianças de 5–11 anos):

\>80%

Exacerbações que requerem corticoides orais sistêmicos:

0–1/ano

Ação recomendada:

Manter medidas atuais

Acompanhar a cada 1–6 meses

Considere redução se estiver bem controlada por ≥ 3 meses

Não bem controlada

Sintomas:

Todas as idades, exceto crianças de 5–11 anos: > 2 dias/semana

Crianças de 5–11 anos: > 2 dias/semana ou várias vezes em ≤ 2 dias/semana

Despertares noturnos:

Adultos e crianças ≥ 12 anos: 1–3/semana

Crianças de 5–11 anos: ≥ 2/mês

Crianças de 0–4 anos: > 1/mês

Interferência nas atividades normais:

Alguma limitação

Uso de beta-agonista de curta duração para controle dos sintomas (não para prevenção da asma induzida por esforço):

\>2 dias/semana

VEF1 ou pico de fluxo:

60–80% do predito/melhor resultado individual

VEF1/CVF (crianças de 5–11 anos):

75–80%

Exacerbações que requerem corticoides orais sistêmicos:

Adultos e crianças ≥ 5 anos: ≥ 2/anos:

Crianças de 0–4 anos: 2–3/ano

Ação recomendada:

Intensificar o tratamento em 1 medida

Reavaliar em 2–6 semanas

Para efeitos adversos, considere as opções de tratamento

Muito mal controlada

Sintomas:

Para todas as idades: ao longo do dia

Despertares noturnos:

Adultos e crianças ≥ 12 anos: 4/semana

Crianças de 5–11 anos: ≥ 2/semana

Crianças de 0–4 anos: > 1/semana

Interferência nas atividades normais:

Limitação extrema

Uso de beta-agonista de curta duração para controle dos sintomas (não para prevenção da asma induzida por esforço:

Várias vezes/dia

VEF1 ou pico de fluxo:

< 60% do predito/melhor resultado individual

VEF1/CVF (crianças de 5–11 anos):

< 75%

Exacerbações que requerem corticoides orais sistêmicos:

Adultos e crianças ≥ 5 anos: ≥ 2/anos:

Crianças de 0–4 anos: > 3 por ano

Ação recomendada:

Considerar um tratamento curto com corticoides sistêmicos

Intensificar o tratamento em 1 ou 2 medidas.

Reavaliar em 2 semanas

Para efeitos adversos, considere as opções de tratamento.

Sinais e sintomas da Asma

Aqueles com doença mais grave ou exacerbações desenvolvem dispneia, aperto no tórax, ausculta de sibilos e tosse. A tosse pode ser o único sintoma em alguns pacientes (tosse como variante de asma). Os sintomas podem seguir um ritmo circadiano e piorar durante o sono, frequentemente em torno das 4 horas da manhã. Muitos pacientes com doença mais grave desenvolvem despertares noturnos (asma noturna).

Os sinais incluem sibilos, pulso paradoxal [isto é, queda da pressão arterial (PA) sistólica > 10 mmHg durante a inspiração], taquipnéia, taquicardia e esforço visível para respirar [uso dos músculos do pescoço e supraesternais (acessórios), postura ereta, lábios cerrados, fala limitada por dispneia]. Quando grave, a fase expiratória da respiração é prolongada, com proporção inspiratória: expiratória de pelo menos 1:3. Podem existir sibilos no decorrer de ambas as fases ou apenas na expiração, mas o paciente com broncoconstrição grave pode não ter sibilos audíveis, em decorrência da intensa limitação do fluxo aéreo.

Pacientes com exacerbação grave e insuficiência respiratória iminente classicamente têm alguma combinação de alteração da consciência, cianose, pulso paradoxal > 15 mmHg, saturação de oxigênio < 90% e $PaCO_2$ > 45 mmHg. A radiografia de tórax revela hiperinsuflação e pneumotórax ou, pneumomediastino.

Os sinais e sintomas desaparecem entre as exacerbações, embora seja possível auscultar sibilos suaves durante a expiração forçada, após esforço e em repouso, em alguns pacientes assintomáticos. A hiperinsuflação dos pulmões pode alterar a parede torácica de pacientes com asma descontrolada e de ação prolongada, acarretando tórax em forma de barril.

Todos os sinais e sintomas são inespecíficos, reversíveis com o tratamento em período apropriado e, caracteristicamente, desencadeados pela exposição a um ou mais deflagradores.

Diagnóstico

O diagnóstico baseia-se na história e no exame físico, sendo confirmado pelos testes de função pulmonar. E importante o diagnóstico de causas subjacentes e a exclusão de doenças que provocam sibilos. Algumas vezes confunde-se asma com doença pulmonar obstrutiva crônica (DPOC) pois esses distúrbios causam sintomas parecidos e produzem resultados semelhantes nos testes de função pulmonar, mas diferem em aspectos biológicos importantes que nem sempre são clinicamente evidentes. O tipo

110

T2, ou inflamação alérgica, é mais comumente caracterizado por elevação na fração de óxido nítrico exalado (FeNO), na contagem sérica de eosinófilos e nos níveis séricos de IgE; é o subgrupo de asma brônquica mais comumente encontrado. A imunidade mediada por células T helper tipo 1 está associada a elevação nos níveis de interferon-gama, no fator de necrose tumoral e na inflamação neutrofílica que tradicionalmente foram associados à DPOC, mas pode ocorrer em subgrupos da asma não induzidos pela inflamação do tipo T2. Esses mecanismos biológicos não são exclusivos a nenhuma das doenças e podem se sobrepor entre a asma brônquica e a DPOC.

A síndrome de sobreposição asma brônquica-DPOC (ACOS) é cada vez mais reconhecida como uma entidade única que se manifesta por obstrução persistente das vias respiratórias e várias características tanto da asma quanto da DPOC. As principais características são obstrução fixa das vias respiratórias não responsiva a broncodilatadores, exposição significativa a tabagismo ou poluentes e características tradicionais da asma, incluindo eosinofilia no sangue ou escarro e obstrução reversível do fluxo aéreo.

Deve-se fazer o diagnóstico diferencial da asma de difícil controle ou refratária a terapias de controle comumente utilizadas buscando as causas alternativas de sibilância episódica, tosse e dispneia como aspergilose broncopulmonar alérgica, bronquiectasia, sobreposição de asma-DPOC, deficiência de alfa-1 antitripsina, fibrose cística ou disfunção das pregas vocais.

Testes de função pulmonar

Os pacientes presumidamente com asma devem ser submetidos a testes de função pulmonar, para confirmar e quantificar a gravidade e a reversibilidade da obstrução das vias respiratórias. A qualidade dos dados da função pulmonar depende de esforço e requer a orientação do paciente antes do teste. Se for um procedimento seguro, deve-se interromper os broncodilatadores antes do teste: 8 horas para agonistas beta-2 de curta duração, como albuterol; 24 horas para ipratrópio; 12 a 48 horas para teofilina; 48 horas para os agonistas beta 2 de ação prolongada como salmeterol e formoterol; e 1 semana para tiotrópio.

111

Deve-se fazer espirometria antes e depois da inalação de broncodilatador de curta duração. Sinais de obstrução das vias respiratórias antes da inalação de broncodilatador incluem FEV1 reduzido e menor proporção entre FEV1/CVF. A CVF também pode estar diminuída e a avaliação dos volumes pulmonares pode revelar aumento do volume residual e/ou da capacidade residual funcional, em virtude do aprisionamento de ar. A melhora no FEV1 de > 12% ou um aumento ≥ 10% do FEV1 previsto em resposta ao tratamento com broncodilatador confirma a obstrução reversível da via respiratória, embora a ausência deste achado não deva impedir o teste terapêutico dos broncodilatadores de longa duração.

Deve-se rever as alças de volume de fluxo para diagnosticar ou excluir disfunção de corda vocal, uma causa comum de obstrução das vias respiratórias superiores que mimetiza a asma. No entanto, é necessário observar que a disfunção das pregas vocais é intermitente e as curvas fluxo-volume normais não excluem essa doença.

O teste provocativo, em que se utiliza a inalação de metacolina (ou alternativos, como a inalação de histamina, adenosina, bradicinina ou teste de esforço) para provocar broncoconstrição, é indicado para os casos de presunção de asma, com achados normais na espirometria e nos testes de volume de fluxo, presunção de tosse como variante da asma e ausência de contraindicações. As contraindicações envolvem FEV1 < 1 L ou < 50% do previsto, infarto do miocárdio ou acidente vascular encefálico (AVE) recentes e hipertensão grave (PA sistólica > 200 mmHg e PA diastólica > 100 mmHg). O declínio do FEV1 de > 20% em um protocolo de teste provocativo é relativamente específico para o diagnóstico da asma. Entretanto, o FEV1 pode cair em resposta aos fármacos utilizados nos testes provocativos em outras doenças, como doença pulmonar obstrutiva crônica. Se FEV1 diminuir < 20% até o final do protocolo de teste, é menos provável que a asma esteja presente.

Tratamento da asma

O objetivo do tratamento é minimizar a incapacidade e o risco, envolvendo a prevenção das exacerbações e dos sintomas crônicos, incluindo os despertares noturnos; a redução da necessidade de procurar o setor de emergências ou de internações; a manutenção da função pulmonar basal (normal) e dos níveis de atividade; e a tentativa de evitar os efeitos adversos do tratamento.

Controle dos fatores desencadeadores

Em alguns pacientes, os fatores deflagradores podem ser controlados com o uso de travesseiros de fibras sintéticas e colchões com revestimentos impermeáveis, além da lavagem frequente de lençóis, fronhas e mantas com água quente. Idealmente, deve-se remover móveis estofados, bichos de pelúcia, tapetes, cortinas e animais de estimação, pelo menos do quarto, para reduzir a quantidade de ácaros e pelos de animais. Deve-se utilizar desumidificadores em porões e outros ambientes úmidos e pouco arejados para reduzir bolor. A aplicação de vapor nos ambientes diminui os alergênios de ácaros. A eliminação da exposição a baratas pela exterminação e limpeza da casa é especialmente importante. Embora o controle dos fatores desencadeantes seja mais difícil em ambientes urbanos, isto não diminui a importância dessas medidas.

Os aspiradores e filtros de ar particulado de alta eficiência (HEPA) podem aliviar os sintomas, mas nenhum efeito na função pulmonar e na necessidade de fármacos foi observado.

Os pacientes sensíveis ao sulfito devem evitar alimentos contendo sulfito (p. ex., alguns tipos de vinho e molhos de salada).

Se possível, deve-se evitar ou controlar os deflagradores não alérgicos, como tabagismo, odores fortes, fumaças irritantes, temperaturas frias e umidade elevada. Limitar a exposição a pessoas com infecção do trato respiratório superior viral também é importante. Entretanto, a asma induzida por exercícios não é tratada evitando os exercícios, porque estes são importantes para a saúde. Em vez disso, administrar um broncodilatador de ação rápida como profilaxia antes do exercício e conforme necessário durante ou após o exercício (inalador de resgate); iniciar o tratamento de controle (2ª etapa ou mais na tabela Etapas para o tratamento da asma) se os sintomas induzidos pelo exercício não responderem aos inaladores de resgate, ocorrerem diariamente ou com mais frequência.

Pacientes com asma sensível ao ácido acetilsalicílico podem utilizar paracetamol, salicilato de magnésio colina ou AINEs altamente seletivos como celecoxibe quando precisam de um analgésico.

A asma constitui contraindicação relativa ao uso de betabloqueadores (p. ex., propranolol, timolol, carvedilol, nadolol, sotalol), não seletivos, incluindo as formulações tópicas, mas os fármacos cardiosseletivos (p. ex., metoprolol e atenolol) provavelmente não apresentam efeitos adversos.

Populações especiais

Lactentes, crianças e adolescentes

É difícil fazer o diagnóstico de asma nos lactentes e, por conseguinte, é comum o quadro não ser reconhecido, nem tratado. Tentativas empíricas com broncodilatadores inaláveis e fármacos anti-inflamatórios podem ser úteis para ambos. Pode-se administrar os fármacos por nebulizadores ou inalador com dose medida (IDM), com câmara de retenção com ou sem máscara facial.

Lactentes

Lactentes e crianças < 5 anos de idade que necessitarem de tratamento > 2 vezes/semana devem receber terapia anti-inflamatória diária, com corticoides inaláveis (preferidos), antagonistas de receptor de leucotrieno ou cromolina.

Crianças

Pode-se tratar crianças > 5 anos de idade e adolescentes asmáticos de maneira semelhante aos adultos, exceto que antagonistas muscarínicos de ação prolongada não são recomendados. Além disso, o zileutona só deve ser utilizado em crianças ≥ 12 anos de idade. Deve-se encorajar crianças > 5 anos de idade e adolescentes asmáticos a manter participação em atividades físicas, exercícios e esportes. Normas previstas para os testes de função pulmonar, em adolescentes, são próximas dos padrões das crianças (e não dos adultos).

Crianças mais maduras e adolescentes devem participar do desenvolvimento do planejamento do próprio tratamento da asma e estabelecer os próprios objetivos para a terapia, com o intuito de melhorar a complacência. O plano de ação deve ser compreendido por professores e enfermeiros escolares para garantir o acesso imediato e seguro aos fármacos de resgate. Com frequência, realizam-se tentativas com cromolina e nedocromila nesse grupo, mas não são tão benéficas quanto aquelas com corticoides inaláveis. Os fármacos de ação prolongada previnem problemas (p. ex., inconveniência, dificuldade) de ter de ingerir fármacos na escola.

Gestantes

Cerca de um terço dos asmáticos do sexo feminino que engravidam relatam alívio dos sintomas, um terço relata piora (às vezes, a um grau extremo) e um terço não relata qualquer modificação. Doença do refluxo gastroesofágico (DRGE) pode ser um importante contribuinte para a doença sintomática na gravidez. O controle da asma durante a gestação é essencial porque a doença materna mal controlada pode resultar em aumento da mortalidade pré-natal, parto prematuro e baixo peso ao nascer.

Não há demonstração de que os fármacos para a asma provoquem efeitos adversos ao feto, mas não existem dados de segurança.

Em geral, a asma não controlada é um risco maior para a mãe e para o feto do que os efeitos adversos decorrentes dos fármacos para a asma.

Pacientes idosos

Idosos têm alta prevalência de outras doenças pulmonares obstrutivas (p. ex., doença pulmonar obstrutiva crônica), assim, é importante determinar a magnitude do componente reversível da obstrução das vias áreas (p. ex., por meio de exames em 2 a 3 semanas da administração de corticoides inalatórios ou testes de função pulmonar com provocação por broncodilatador). Os idosos podem ser mais sensíveis aos efeitos adversos dos agonistas beta-2 e corticoides inalatórios. Pacientes que necessitam de corticoide inalatório, particularmente aqueles com fatores de risco de osteoporose, podem se beneficiar de medidas para preservar a densidade óssea (p. ex., cálcio e vitamina D, bisfosfonatos).

Tratamento farmacológico

As principais classes de fármacos comumente utilizadas no tratamento da asma e nas exacerbações da asma são

Broncodilatadores (agonistas beta-2, anticolinérgicos)

Corticoides

Modificadores de leucotrienos

Estabilizadores de mastócitos

Metilxantinas

Imunomoduladores

Fármacos dessas classes são inalados, tomados por via oral ou injetados por via subcutânea ou intravenosa; os fármacos inalatórios existem em apresentação de aerossol e em pó. O uso de formas aerossolizadas com um espaçador ou câmara de retenção facilita a deposição do fármaco nas vias respiratórias em vez de na faringe; os pacientes são aconselhados a lavar e secar seus espaçadores após cada utilização para evitar uma contaminação bacteriana. Além disso, o uso de formas aerossolizadas requer coordenação entre a atuação do inalador (entrega do fármaco) e a inalação; formas em pó reduzem a necessidade de coordenação, porque o fármaco é administrado apenas quando o paciente o inala totalmente com um bom esforço.

Beta-agonistas

Agonistas do receptor beta2-adrenérgico e beta-agonistas relaxam os músculos lisos dos brônquios, diminuem a degranulação dos mastócitos e a liberação de histamina, inibem o extravasamento microvascular nas vias respiratórias e aumentam a depuração mucociliar. Apresentações com agonistas beta2 podem ser de ação rápida, de ação prolongada ou de ação ultra prolongada (ver tabela Tratamento farmacológico da asma crônica e Tratamento farmacológico das crises de asma).

Agonistas beta-2 de curta duração (p. ex., albuterol), 2 borrifadas a cada 4 horas inaláveis conforme necessário, são os fármacos de escolha para o alívio da broncoconstrição aguda e para a prevenção da broncoconstrição induzida por esforço. Não devem ser utilizados isoladamente para manutenção prolongada da asma crônica. Produzem efeito dentro de minutos e permanecem ativos por 6 a 8 horas, dependendo do fármaco. Taquicardia e tremor são os efeitos adversos agudos mais comuns dos beta-agonistas inaláveis e têm relação com a dose. A hipopotassemia leve ocorre raramente. O uso de levalbuterol (solução que contém o isômero R do albuterol) teoricamente minimiza os efeitos adversos, mas não se conhecem a eficácia e a segurança a longo prazo. Beta-agonistas orais têm mais efeitos sistêmicos e, em geral, devem ser evitados.

Beta-agonistas de longa duração (p. ex., salmeterol) permanecem ativos por até 12 horas. São utilizados para asma moderada e grave, mas nunca devem ser utilizados como monoterapia. Interagem sinergicamente com corticoides inalados e permitem menor dosagem de corticoides.

Agonistas beta de ação ultra prolongada permanecem ativos por até 24 horas e, como os beta-antagonistas de ação prolongada, são utilizados para os casos de asma moderada a grave, e não devem ser utilizados como monoterapia. Interagem sinergicamente com corticoides inalados e permitem menor dosagem de corticoides.

A segurança do uso regular a longo prazo de beta-agonistas foi confirmada por vários ensaios clínicos randomizados controlados e meta análises, incluindo um grande estudo internacional sobre segurança, seguido então pela remoção de um aviso de tarja preta pela Food and Drug Administration. Como a segurança e a eficácia dos beta-agonistas de ação prolongada só foram demonstradas quando utilizados em combinação com um corticoide inalável, todos os beta-agonistas de ação prolongada e ultralonga só devem ser utilizados em combinação com um corticoide inalável em pacientes cuja doença não está adequadamente controlada com outros controladores da asma (p. ex., dose baixa a média de corticoides inalatórios) ou cuja gravidade justifica claramente terapias de manutenção adicionais. O uso diário ou diminuição dos efeitos dos beta-agonistas de curta duração ou uso de $\geq$ 1 tubo por mês sugere controle inadequado da doença e a necessidade de se iniciar ou intensificar outras terapias.

Anticolinérgicos (antimuscarínicos)

Os anticolinérgicos relaxam a musculatura brônquica pela inibição competitiva dos receptores colinérgicos muscarínicos (M3). O ipratrópio pode ter efeito aditivo quando combinado com agonistas beta-2 de curta duração. Os efeitos adversos incluem dilatação pupilar, visão turva e boca seca. O tiotrópio do tipo inalador de névoa suave (1,25 mcg/jato) é um anticolinérgico inalatório de 24 horas que pode ser utilizado para pacientes com asma. Nos pacientes com asma, ensaios clínicos com tiotrópio acrescentado a corticoide inalatório ou a uma combinação de beta-2 agonista de longa duração além de um corticoide mostraram melhorar a função pulmonar e diminuir as exacerbações da asma.

Corticoides

Os corticoides inibem a inflamação das vias respiratórias, revertem a regulação para baixo do beta-receptor e inibem a produção de citocina e a ativação da proteína de

117

adesão. Bloqueiam a resposta tardia (mas não a resposta inicial) aos alergênios inalados. As vias de administração envolvem a oral, a intravenosa (IV) e a inalatória. Nas agudizações da asma, o uso precoce de corticoides sistêmicos frequentemente aborta a exacerbação, diminui a necessidade de hospitalização, previne a recidiva e acelera a recuperação. As vias oral e intravenosa são igualmente efetivas.

Os corticoides inaláveis não têm qualquer papel na agudização, mas são indicados para a supressão a longo prazo, controle e reversão da inflamação e dos sintomas. Reduzem substancialmente a necessidade de manutenção da terapia corticoide oral. Os efeitos adversos locais dos corticoides inaláveis envolvem a disfonia e a candidíase oral, que podem ser prevenidas ou minimizadas se o paciente for orientado a utilizar espaçador e/ou fazer gargarejo com água após a inalação com corticoide. Todos os efeitos sistêmicos relacionam-se à dose, podem surgir com as formulações orais ou inaláveis e, quando decorrente das formas inaláveis, ocorrem principalmente com doses > 800 mcg/dia. Incluem a supressão do eixo adrenal-hipofisário, osteoporose, catarata, atrofia da pele, hiperfagia e escoriação fácil. O fato de corticoides inalatórios suprimirem o crescimento em crianças não está claro. A maioria das crianças tratadas com corticoides inalados com o tempo alcança a altura adulta prevista. A tuberculose quiescente pode ser reativada pelo uso de corticoide sistêmico.

Estabilizadores de mastócitos

Os estabilizadores dos mastócitos inibem a liberação de histamina dos mastócitos, reduzem a hiperresponsividade das vias respiratórias e bloqueiam as respostas precoce e tardia aos alergênios. São administrados por inalação profilaticamente para pacientes com asma induzida por esforço e por alergênios. Porém, não são efetivos após a ocorrência de sintomas. Constituem os fármacos mais seguros para a asma, mas são os menos efetivos.

Modificadores de leucotrienos

Os modificadores dos leucotrienos são administrados por via oral e podem ser utilizados para o controle e a prevenção a longo prazo de sintomas em pacientes com asma leve persistente à grave persistente. O principal efeito adverso é a elevação das enzimas hepáticas (o que ocorre com a zileutona). Embora isso seja raro, os pacientes desenvolveram uma síndrome clínica que lembra a granulomatose eosinofílica com poliangiíte.

Metilxantinas

As metilxantinas relaxam a musculatura lisa brônquica (provavelmente pela inibição não seletiva da fosfodiesterase) e podem melhorar a contratilidade miocárdica e diafragmática por mecanismos desconhecidos. As metilxantinas parecem provocar inibição da liberação intracelular de cálcio, diminuição do extravasamento microvascular para a mucosa das vias respiratórias e inibição da resposta tardia a alergênios. Diminuem a infiltração de eosinófilos na mucosa brônquica e das células T no epitélio.

A metilxantina teofilina é utilizada para o controle a longo prazo como um adjuvante aos agonistas beta-2. Teofilina de liberação prolongada ajuda a tratar asma noturna. Este fármaco está caindo em desuso em decorrência de inúmeros efeitos adversos e interações em comparação com outros fármacos. Os efeitos adversos são cefaleia, vômitos, arritmia cardíaca, convulsão e agravamento do refluxo gastroesofágico (reduzindo a pressão do esfíncter esofágico inferior).

As metilxantinas têm índice terapêutico estreito, uma vez que múltiplos fármacos (todos os metabolizados pela via do citocromo P450, como p. ex., os antibióticos macrolídeos) e condições (p. ex., febre, doença hepática e insuficiência cardíaca) alteram o metabolismo e a eliminação das metilxantinas. Os níveis séricos de teofilina devem ser monitorados periodicamente e mantidos entre 5 e 15 mcg/mL (28 e 83 micromol/L).

Imunomoduladores

Os imunomoduladores incluem omalizumabe, um anticorpo anti-IgE, 3 anticorpos contra IL-5 (benralizumabe, mepolizumabe, reslizumabe) e um anticorpo monoclonal que bloqueia o receptor alfa da IL-4 para inibir a sinalização de IL-4 e IL-13 (dupilumabe). Imunomoduladores são utilizados para o tratamento da asma grave refratária a uma combinação de terapias intensivas para asma, geralmente altas doses de corticoides inaláveis com um agonista beta-2 do receptor adrenérgico de ação prolongada, e principalmente caracterizadas por níveis séricos elevados de biomarcadores de inflamação alérgica (IgE e contagem de eosinófilos). Deve-se individualizar a seleção dos fármacos à situação clínica de cada paciente, de acordo com a via de administração, frequência, custo e doença atópica colateral. Por exemplo, um paciente com dermatite atópica e asma pode considerar o dupilumabe porque ele também é utilizado em pacientes com dermatite atópica.

Indica-se o omalizumabe para pacientes com asma alérgica grave que apresentam níveis elevados de IgE. Omalizumabe pode diminuir as exacerbações da asma, demanda de corticoides e sintomas. A dosagem é determinada por um gráfico de dosagem com base no peso do paciente e nos níveis de IgE. O fármaco é administrado por via subcutânea a cada 2 a 4 semanas.

Mepolizumabe, reslizumabe e benralizumabe foram desenvolvidos para uso em pacientes com asma eosinofílica e são anticorpos monoclonais que bloqueiam a IL-5 ou seu receptor, IL-5R. A IL-5 é uma citocina que promove inflamação eosinofílica nas vias respiratórias.

Mepolizumabe reduz a frequência das exacerbações, diminui os sintomas da asma e reduz a necessidade de terapia com corticoides sistêmicos em pacientes asmáticos que são dependentes de corticoterapia sistêmica crônica. Com base nos dados de ensaios clínicos, a eficácia ocorre com contagens absolutas de eosinófilos no sangue > 150/microL (0,15 × 109/L). Em pacientes que exigem terapia sistêmica crônica com corticoides, o limiar de eficácia não está claro devido aos efeitos supressores dos corticoides sobre a contagem sérica de eosinófilos, mas o mepolizumabe mostrou reduzir ou eliminar a necessidade de terapia sistêmica com corticoides. Mepolizumabe é administrado por via subcutânea, 100 mg, a cada 4 semanas.

Reslizumabe também parece reduzir a frequência das exacerbações e diminuir os sintomas da asma. Em ensaios clínicos, os pacientes tinham contagens absolutas de eosinófilos no sangue de cerca de 400/microL (0,4 × 109/L). Para pacientes em corticoterapia sistêmica crônica, o limiar de contagem de eosinófilos para a eficácia não está claro. Reslizumabe é administrado 3 mg/kg por via intravenosa durante 20 a 50 minutos a cada 4 semanas.

O benralizumabe é um anticorpo monoclonal que se liga aos receptores da IL-5. É indicado como complemento ao tratamento de manutenção da asma grave em pacientes com 12 anos de idade ou mais que têm o fenótipo eosinofílico. Foi demonstrado que diminui a frequência das crises e reduz e/ou elimina o uso de corticoide oral. A dose recomendada é de 30 mg por via subcutânea 1 vez a cada 4 semanas por 3 doses, seguida de 30 mg 1 vez a cada 8 semanas.

O dupilumabe é um anticorpo monoclonal que bloqueia a subunidade IL-4R alfa, inibindo simultaneamente a sinalização da IL-4 e da IL-13. É indicado no tratamento de manutenção complementar dos pacientes com asma moderada a grave com 12 anos ou mais de idade que têm o fenótipo eosinofílico ou asma dependente de corticoide oral. A dose recomendada é uma dose inicial de 400 mg por via subcutânea, seguida de 200 mg a cada duas semanas ou uma dose inicial de 600 mg por via subcutânea, seguida de 300 mg a cada duas semanas. Recomenda-se a dosagem mais alta para pacientes que exigem corticoides orais concomitantes para os quais a redução da dose e a interrupção dos corticoides sistêmicos é um objetivo.

Referências Bibliográficas

ORTEGA, V. E.; IZQUIERDO, M. Asma. Disponível em: <https://www.msdmanuals.com/pt-br/profissional/dist%C3%BArbios-pulmonares/asma-e-doen%C3%A7as-relacionadas/asma>. Acesso em: 6 abr. 2024.

Asma: o que é, sintomas, causas e tratamento. Disponível em: <https://delboniauriemo.com.br/saude/asma>. Acesso em: 6 abr. 2024.

Brasil. Ministério da Saúde. Secretaria de Atenção à Saúde. Departamento de Atenção Básica. Doenças respiratórias crônicas / Ministério da Saúde, Secretaria de Atenção à Saúde, Departamento de Atenção Básica. – Brasília: Ministério da Saúde, 2010.

160 p.: il. – (Série A. Normas e Manuais Técnicos) (Cadernos de Atenção Básica, n. 25)

Doença pulmonar Obstrutiva Crônica (DPOC)

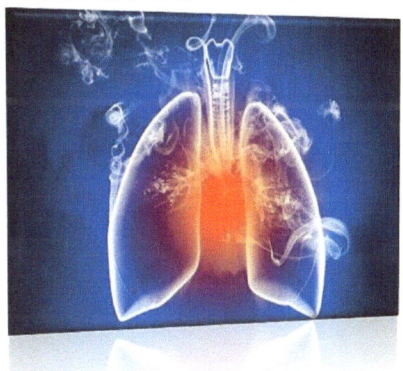

A Doença Pulmonar Obstrutiva Crônica (DPOC) é um grupo de doenças respiratórias que inclui a bronquite crônica e o enfisema pulmonar, caracterizadas por obstruir cronicamente as vias aéreas, dificultando a respiração. O tabagismo é a causa mais importante da DPOC. Os principais sintomas incluem tosse, falta de ar, cansaço e produção de muco. O diagnóstico é feito por um pneumologista através de exames como radiografia do tórax e testes de função pulmonar. O tratamento envolve parar de fumar, tomar medicamentos para manter as vias aéreas abertas, fazer reabilitação pulmonar e, em casos graves, usar oxigênio ou considerar cirurgia de redução do volume pulmonar. A conscientização sobre a prevenção e o tratamento da DPOC é fundamental para reduzir sua incidência e complicações.

A doença pulmonar obstrutiva crônica é o estreitamento (bloqueio ou obstrução) persistente das vias aéreas, que ocorre com enfisema, bronquite obstrutiva crônica ou ambos os distúrbios.

O tabagismo é a causa mais importante da doença pulmonar obstrutiva crônica.

As pessoas desenvolvem tosse e, então, começam a sentir falta de ar.

O diagnóstico é feito com radiografia do tórax e testes de função pulmonar.

Parar de fumar e tomar medicamentos que ajudam a manter as vias aéreas abertas é importante.

As pessoas que têm doenças graves podem precisar tomar outros medicamentos, usar oxigênio, fazer reabilitação pulmonar ou, raramente, cirurgia para redução do volume pulmonar.

Etiologia

Tabagismo

Apenas cerca de 15% dos fumantes desenvolvem DPOC. Com o envelhecimento, fumantes de cigarro suscetíveis perdem a função pulmonar mais rapidamente do que os não fumantes.

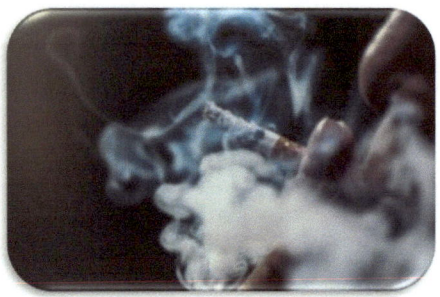

A função pulmonar melhora apenas um pouco se as pessoas param de fumar. No entanto, a taxa de declínio da função pulmonar retorna ao de não fumantes quando as pessoas param de fumar, retardando, assim, o desenvolvimento e a progressão dos sintomas. Fumantes de cachimbo e charuto desenvolvem DPOC com mais frequência do que não fumantes, mas não tão frequentemente quanto fumantes de cigarros. Não está claro se fumar maconha contribui para a DPOC.

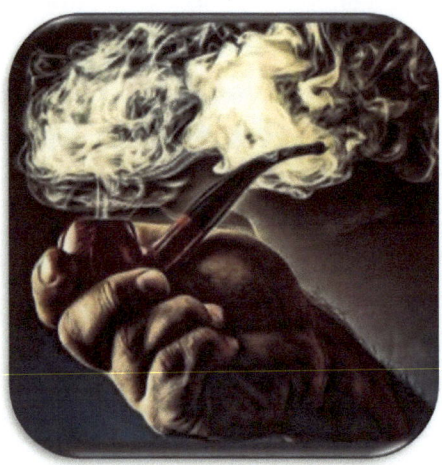

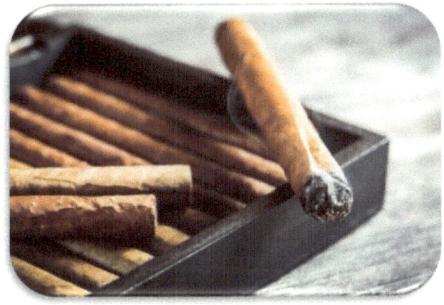

A DPOC leva anos para se desenvolver e progredir.

DPOC precoce

Em pessoas com DPOC, uma leve tosse com expectoração de catarro transparente se desenvolve quando a pessoa chega aos 40 ou 50 anos. A tosse e a expectoração de catarro são geralmente piores logo quando a pessoa levanta da cama pela manhã. A tosse e a expectoração de catarro podem persistir durante todo o dia.

A falta de ar pode ocorrer durante o esforço, que o paciente precisa de ajuda do aparelho como se observa abaixo.

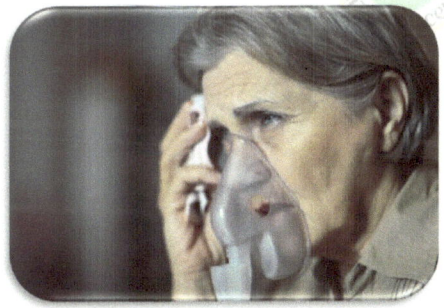

As pessoas costumam pensar inicialmente que o envelhecimento ou estar em má condição física é a causa e tendem a diminuir sua atividade física em resposta. Às vezes, a falta de ar ocorre a princípio somente quando a pessoa tem uma infecção pulmonar (geralmente bronquite), período em que a pessoa tosse mais e ocorre um aumento na quantidade de catarro. A cor do catarro frequentemente passa de transparente ou branco para amarelo ou verde.

Progressão da DPOC

No momento em que as pessoas com DPOC chegam na faixa dos 60 anos, especialmente se continuarem fumando, a falta de ar durante o esforço se torna mais problemática.

Pneumonia e outras infecções pulmonares ocorrem com mais frequência. As infecções podem resultar em falta de ar grave, mesmo quando a pessoa está em repouso, e podem exigir hospitalização. A falta de ar durante as atividades cotidianas, como ir ao banheiro, lavar-se, vestir-se e atividade sexual, pode persistir depois que a pessoa se recuperou de uma infecção pulmonar.

Cerca de um terço das pessoas com DPOC grave apresentam perda de peso grave. A causa da perda de peso não é clara e pode variar em diferentes pessoas. As possíveis causas incluem falta de ar, que faz com que comer seja difícil e aumenta os níveis sanguíneos de uma substância denominada fator de necrose tumoral.

Pessoas com DPOC podem expectorar sangue de forma intermitente, o que geralmente é decorrente de uma inflamação nos brônquios, mas que sempre traz preocupação quanto a câncer de pulmão.

Cefaleia matinal pode ocorrer porque a respiração diminui durante o sono, o que causa aumento da retenção de dióxido de carbono e diminuição dos níveis de oxigênio no sangue.

Conforme a DPOC progride, algumas pessoas, especialmente aquelas que têm enfisema, desenvolvem padrões respiratórios anormais.

Algumas pessoas respiram através de lábios franzidos. Outras acham que é mais confortável ficar diante de uma mesa com seus braços estendidos e apoiar seu peso nas palmas das mãos ou cotovelos, uma manobra que melhora a função de alguns músculos respiratórios.

Com o tempo, muitas pessoas desenvolvem tórax em tambor, pois o tamanho dos pulmões aumenta por causa do ar aprisionado. Os baixos níveis de oxigênio no sangue podem trazer uma coloração azul para a pele (cianose). O baqueteamento dos dedos é raro e levanta a suspeita de câncer de pulmão ou outras doenças pulmonares.

Áreas frágeis nos pulmões podem se romper, permitindo que o ar escape dos pulmões para o espaço pleural, um quadro clínico denominado pneumotórax. Esse quadro clínico muitas vezes causa dor súbita e falta de ar e exige intervenção imediata de um médico para remover o ar do espaço pleural.

Crise de DPOC

Uma crise (ou exacerbação) de DPOC é um agravamento de sintomas, geralmente tosse, aumento da produção de catarro e falta de ar. A cor do catarro muitas vezes muda para amarelo ou verde; às vezes, ocorrem febre e dores no corpo. A falta de ar pode estar presente quando a pessoa está em repouso e pode ser grave o suficiente para exigir a hospitalização. Poluição intensa do ar, alérgenos comuns e infecções virais ou bacterianas podem causar crises.

Durante crises graves, as pessoas podem desenvolver um quadro clínico potencialmente de risco à vida chamado de insuficiência respiratória aguda. Entre os possíveis sintomas estão falta de ar (uma sensação comparada ao afogamento), ansiedade grave, sudorese, cianose e confusão.

Complicações da DPOC

Se os baixos níveis de oxigênio não forem tratados com oxigênio suplementar, podem ocorrer complicações. Os baixos níveis de oxigênio no sangue, se não forem tratados, estimulam a medula óssea a enviar mais glóbulos vermelhos para a corrente sanguínea, um quadro clínico conhecido como policitemia secundária (também denominada eritrocitose). Os baixos níveis de oxigênio no sangue também causam constrição dos vasos sanguíneos que levam sangue do lado direito do coração para os pulmões, aumentando assim, a pressão nestes vasos. Como resultado do aumento da pressão, denominado hipertensão pulmonar, pode ocorrer insuficiência do lado direito do coração (denominada cor pulmonale). Inchaço nas pernas se desenvolve em pessoas com insuficiência cardíaca direita.

Níveis altos de dióxido de carbono tendem a tornar o sangue acídico (acidose respiratória). As pessoas ficam sonolentas e podem entrar em coma e morrer se o problema não for corrigido.

As pessoas com DPOC também têm risco aumentado de desenvolver anormalidades no ritmo cardíaco (arritmias). As pessoas com DPOC que fumam têm um risco maior de desenvolver câncer de pulmão do que as pessoas que não têm DPOC, mas fumam

126

a mesma quantidade. As pessoas com DPOC parecem ter um risco aumentado de desenvolver osteoporose, depressão, doença arterial coronariana, desgaste muscular (atrofia) e refluxo gastroesofágico. No entanto, não é claro se o risco é aumentado por causa da DPOC ou outros fatores

Diagnóstico

Os médicos diagnosticam bronquite crônica com base no histórico da pessoa de tosse produtiva prolongada por pelo menos três meses, durante dois anos consecutivos, após a exclusão de outras causas de tosse crônica.

O enfisema é diagnosticado com base em resultados observados durante um exame físico e nos resultados dos testes de função pulmonar. No entanto, no momento em que o médico perceber essas anormalidades, o enfisema está moderadamente grave. Os achados da radiografia ou tomografia computadorizada (TC) do tórax também podem ajudar no diagnóstico de enfisema e bronquite crônica algumas vezes. Não é importante que os médicos diferenciem entre bronquite crônica e enfisema e, frequentemente, a bronquite crônica e o enfisema ocorrem juntos na mesma pessoa. O fator mais importante de como a pessoa se sente e atua é a gravidade da obstrução do fluxo de ar.

Na DPOC leve, os médicos podem não encontrar nada anormal durante o exame físico. Conforme a doença progride, os médicos podem ouvir sibilos ou notar uma diminuição nos sons normais da respiração (diminuição dos sons respiratórios) quando escutam os pulmões com um estetoscópio. Os médicos podem notar que leva muito tempo para que a pessoa expire o ar que foi inspirado (expiração prolongada). O movimento do tórax durante a respiração diminui e a pessoa pode usar os músculos do pescoço e ombros para respirar.

Na DPOC leve, a radiografia torácica geralmente é normal. Conforme a DPOC se agrava, a radiografia torácica indica que os pulmões contêm excesso de ar (superinflação dos pulmões). A superinflação, o afinamento dos vasos sanguíneos ou a presença de cistos nos pulmões (chamados vesículas) sugerem a presença de enfisema.

Testes de função pulmonar

Os médicos podem avaliar a obstrução do fluxo de ar com espirometria expiratória forçada (testes que medem o quanto e quão rapidamente o ar pode ser exalado dos pulmões.

Reduções na quantidade máxima de ar que a pessoa consegue expirar em um segundo (volume expiratório forçado em um segundo, ou VEF1) e a razão entre o VEF1 e a quantidade de ar que uma pessoa consegue forçar para fora dos pulmões depois de uma respiração o mais profunda possível (capacidade vital forçada, ou CVF) são necessárias para demonstrar obstrução ao fluxo de ar e fazer o diagnóstico.

Os médicos podem medir a quantidade de oxigênio no sangue por meio de um sensor colocado em um dedo ou uma orelha (oximetria de pulso) ou coletando uma amostra de sangue de uma artéria (Análise de gasometria arterial) ou de uma veia. Os níveis de oxigênio tendem a ser baixos em pessoas com DPOC. Níveis elevados de dióxido de carbono nas artérias ocorrem tardiamente no curso da doença.

Nas pessoas que desenvolvem DPOC quando jovens, especialmente quando há um histórico familiar de DPOC, o nível de alfa 1-antitripsina no sangue é medido para determinar se há deficiência de alfa 1-antitripsina. Também se suspeita desse distúrbio genético quando a DPOC se desenvolve em pessoas que nunca fumaram.

Outros exames

Às vezes, os médicos também solicitam a função cardíaca com o eletrocardiograma (ECG) ou examinam o coração com um ecocardiograma para garantir que um distúrbio cardíaco não esteja causando falta de ar, inclusive solicitam também uma radiografia de tórax, como pode ser observado nas figuras abaixo:

Radiografia de tórax PA e Perfil em paciente com DPOC.

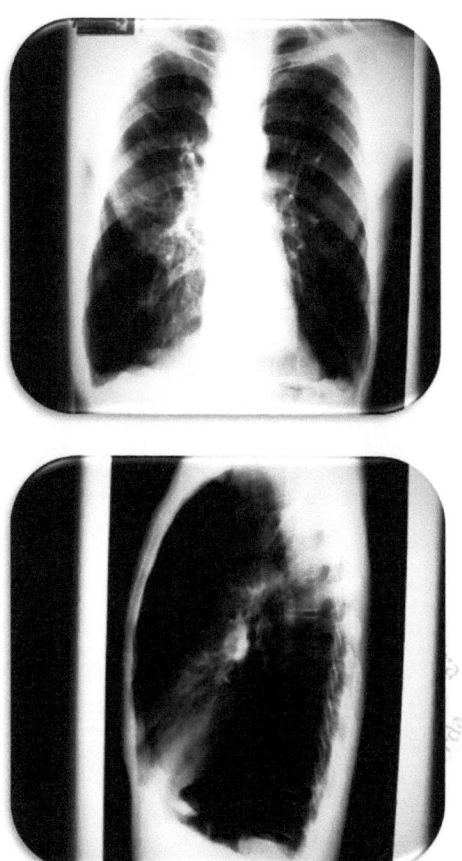

Eles podem fazer outros exames para detectar outras doenças que poderiam estar causando os sintomas da pessoa.

Exames durante crises de DPOC

Quando as pessoas têm uma exacerbação da DPOC, os médicos frequentemente usam medições dos gases no sangue para determinar a quantidade de oxigênio e dióxido de carbono presente no sangue da pessoa. Os médicos também podem fazer uma radiografia do tórax para procurar evidências de infecção pulmonar. Caso suspeitem de uma infecção pulmonar, particularmente se a exacerbação for grave o suficiente para que a pessoa seja tratada no hospital, os médicos farão exames adicionais para identificar o vírus ou bactéria que está causando a exacerbação porque o tratamento depende do organismo responsável.

Tratamento

O tratamento mais importante para a DPOC é parar de fumar. Parar de fumar quando a obstrução do fluxo de ar é leve ou moderada, muitas vezes diminui a tosse, reduz a quantidade de catarro e retarda o desenvolvimento de falta de ar. Parar de fumar a qualquer momento durante o processo da doença fornece algum benefício. Tentar várias estratégias ao mesmo tempo tem mais chances de funcionar. Entre essas estratégias estão o compromisso com uma data específica para parar de fumar, o uso de técnicas de modificação do comportamento (por exemplo, dificultar a obtenção de cigarros e recompensar-se por se abster por períodos cada vez mais longos), aconselhamento em grupo e sessões de apoio, bem como reposição de nicotina (por exemplo, mascar chiclete de nicotina, usar um adesivo de nicotina na pele ou usar um inalador de nicotina, pastilhas de nicotina ou spray nasal de nicotina). Os medicamentos vareniclina e bupropiona também podem ajudar a diminuir o desejo de fumar. No entanto, mesmo com os métodos mais eficazes, menos da metade das pessoas que tentam conseguem parar de fumar após um ano.

As pessoas também devem tentar evitar a exposição a outras substâncias irritantes no ar, incluindo o fumo passivo e a poluição.

Contrair influenza ou pneumonia pode piorar a DPOC intensamente. Portanto, todas as pessoas com DPOC devem receber a vacinação contra influenza todos os anos. É provável que a vacinação pneumocócica, tanto com a vacina pneumocócica polissacarídica e a vacina pneumocócica conjugada, também ajude. A vacinação contra a COVID-19 também ajuda.

Como a DPOC pode causar perda de peso grave, as pessoas devem manter uma alimentação balanceada e nutritiva.

Tratamento de sintomas

O sibilo e a falta de ar são aliviados quando a obstrução ao fluxo aéreo diminui. Embora a obstrução do fluxo de ar devido a enfisema não seja reversível, os espasmos do músculo liso brônquico, a inflamação e o aumento das secreções são todos potencialmente reversíveis.

Broncodilatadores inalatórios são administrados com um dispositivo que permite ao utilizador pulverizar uma dose específica e consistente de um medicamento nas vias aéreas através da boca e da garganta (inaladores, incluindo os inaladores de doses controladas e inaladores de pó seco). Broncodilatadores inalatórios incluem os anticolinérgicos e os beta-adrenérgicos que relaxam os músculos ao redor dos bronquíolos.

Os medicamentos anticolinérgicos incluem ipratrópio e tiotrópio. Ipratrópio é administrado aproximadamente quatro vezes por dia.

Medicamentos beta-adrenérgicos de ação curta, como o albuterol, aliviam mais rapidamente a falta de ar do que os medicamentos anticolinérgicos e, por isso, podem ser mais úteis durante as crises. Salmeterol, formoterol, são medicamentos beta-adrenérgicos de ação prolongada e são administrados a cada 12 horas.

Medicamentos beta-adrenérgicos de longa duração são úteis para alívio prolongado dos sintomas em algumas pessoas, especialmente à noite, mas eles não devem ser usados para alívio rápido dos sintomas.

Anticolinérgicos e medicamentos beta-adrenérgicos estão disponíveis combinados. Glicopirrolato é um medicamento anticolinérgico disponível em combinação com os medicamentos beta-adrenérgicos de ação prolongada, formoterol ou indacaterol.

Muitas pessoas podem usar inaladores de dose controlada de forma mais eficaz quando inalam o medicamento através de um dispositivo de administração chamado de espaçador.

Broncodilatadores inaláveis também podem ser administrados usando-se nebulizadores. Essa modalidade de tratamento deve ser reservada às pessoas que têm doença grave ou para aquelas que não podem usar um inalador de doses controladas corretamente. Um nebulizador cria uma névoa de medicamento e o momento de sua inalação não precisa ser coordenado com a respiração. Os nebulizadores são portáteis e algumas unidades podem até mesmo ser conectadas à entrada acessória do carro.

Os corticosteroides são úteis para muitas pessoas com DPOC de moderada a grave cujos sintomas não podem ser controlados por outros medicamentos ou para aquelas que têm crises frequentes, apesar do uso de outros medicamentos. Corticosteroides inaláveis não previnem o declínio da função pulmonar ao longo do tempo. No entanto, seu uso diminui os sintomas e a frequência das crises de DPOC. Como o medicamento é disponibilizado nos pulmões, as doses típicas de corticosteroides inaláveis provocam menos efeitos colaterais do que o tratamento com corticosteroides administrados por via oral. No entanto, doses elevadas de corticosteroides inaláveis podem ter efeitos por todo o corpo, como agravamento de osteoporose, particularmente em pessoas mais idosas. Os corticosteroides administrados por via oral são, em grande parte, restritos ao tratamento das crises de DPOC ou são administrados a pessoas que apresentam crises periódicas ou continuam a ter sintomas devido à obstrução do fluxo de ar e que não estão respondendo a um regime mais simples.

Inibidores de fosfodiesterase 4, como roflumilaste, reduzem a inflamação e dilatam as vias aéreas. Inibidores de fosfodiesterase 4 podem ser usados em conjunto com outros broncodilatadores para reduzir o risco de crises de DPOC. Os efeitos colaterais comuns incluem náusea, cefaleia e perda de peso, mas esses efeitos podem diminuir com o uso contínuo do medicamento.

Tomar o antibiótico azitromicina ou eritromicina por períodos prolongados pode ajudar a prevenir as crises de DPOC, particularmente em pessoas propensas a crises frequentes ou graves e que não fumam.

A teofilina é dada raramente, apenas para pessoas que não respondem a outros medicamentos. A dose deve ser cuidadosamente controlada pelo médico, e, em algumas pessoas, os níveis do medicamento no sangue devem ser medidos periodicamente. A forma de ação prolongada do medicamento permite dose única diária ou duas vezes por dia em muitas pessoas e ajuda a controlar a falta de ar durante a noite.

A oximetria de pulso é muitas vezes utilizada para monitorar sintomas. Coletar uma amostra de sangue de uma artéria ou veia e medir a quantidade de oxigênio e dióxido de carbono no sangue pode fornecer informações adicionais úteis no monitoramento da doença grave.

Tratamento de crises

As crises devem ser tratadas o mais cedo possível. Quando se suspeita de infecção bacteriana, um curso de tratamento antibiótico de sete a dez dias é receitado normalmente. Muitos médicos dão às pessoas que têm DPOC um fornecimento de um antibiótico para ser mantido à mão e tomado no início de uma crise. Uma série de antibióticos podem ser tomados por via oral, incluindo trimetoprima/Sulfametoxazol, doxiciclina, amoxicilina/clavulanato e ampicilina. Muitos médicos reservam certos antibióticos, como azitromicina, claritromicina e levofloxacino, para pessoas com infecções pulmonares mais graves, pessoas em quem o tratamento com os medicamentos mais antigos não funcionou, pessoas com sintomas graves e pessoas em risco de infecção com organismos que não são suscetíveis de serem eliminados pelos medicamentos antigos (bactérias resistentes). Pessoas cujo sistema imunológico está deprimido ou aquelas que vivem em asilos são mais suscetíveis de ser infectadas com bactérias resistentes.

Pessoas com crises graves necessitam hospitalização e tratamento com medicamentos beta-adrenérgicos de ação curta e ipratrópio, corticosteroides administrados por via oral ou intravenosa, bem como oxigênio. Elas podem necessitar de máquinas para auxiliar a respiração (ventilação mecânica) e, algumas vezes, a colocação de um tubo endotraqueal (para respiração).

Algumas pessoas com doença grave ou crises frequentes se beneficiam de tomar antibióticos em longo prazo. Os antibióticos administrados comumente incluem azitromicina, claritromicina ou eritromicina. No entanto, o uso de antibióticos em longo prazo pode não ser possível ou recomendado por causa dos efeitos colaterais incômodos ou porque o uso prolongado pode tornar as bactérias resistentes aos efeitos do antibiótico.

Oxigenoterapia

Algumas pessoas com DPOC precisam receber oxigênio extra para manterem um nível de oxigênio suficiente no sangue. Algumas pessoas precisam de oxigenoterapia por apenas um curto período de tempo, por exemplo, quando são liberadas de um hospital depois de uma crise de DPOC. A oxigenoterapia de longa duração prolonga a vida das pessoas que têm DPOC avançada e níveis de oxigênio no sangue gravemente reduzidos. Embora a terapia em tempo integral seja melhor, o uso de oxigênio 12 horas por dia também tem alguns benefícios. Essa terapia reduz o excesso de hemácias causado por níveis baixos de oxigênio no sangue e ajuda a aliviar a cor pulmonale causada pela DPOC. A oxigenoterapia também pode diminuir a falta de ar durante o exercício.

Oxigênio comprimido está disponível em pequenos tanques que permitem que as pessoas saiam de suas casas por duas a seis horas. Sistemas de oxigênio líquidos são mais caros, mas são preferíveis para pessoas ativas, pois permitem várias horas de distância do reservatório fonte. Concentradores de oxigênio portáteis acionados por bateria são uma outra opção e podem ser usados durante viagens em aviões comerciais. As pessoas nunca devem usar oxigenoterapia perto de chamas ou ao fumar.

Reabilitação pulmonar

A reabilitação pulmonar pode ajudar as pessoas que têm DPOC, mas não melhora a função pulmonar. Programas abrangem educação sobre a doença, exercícios e aconselhamento nutricional e psicossocial. Programas de exercícios podem ser realizados em uma instalação de tratamento ambulatorial ou em casa. Andar a pé (às vezes em uma esteira) é uma medida utilizada normalmente para exercitar as pernas. Às vezes, também são utilizadas medidas como andar de bicicleta ergométrica e subir escadas. Musculação é utilizada para os braços. Muitas vezes, é recomendado oxigênio durante o exercício. Como acontece com qualquer programa de exercícios, os ganhos de condicionamento são rapidamente perdidos se a pessoa para de se exercitar. Técnicas especiais são ensinadas para diminuir a falta de ar durante as atividades, como cozinhar, fazer passatempos e atividade sexual.

Referências Bibliográficas

MANUAIS, M. S. D. Doença pulmonar obstrutiva crônica., 5 fev. 2024.. Acesso em: 6 abr. 2024.

Doença Pulmonar Obstrutiva Crônica. Disponível em: <https://www.rededorsaoluiz.com.br/doencas/doenca-pulmonar-obstrutiva-cronica>. Acesso em: 6 abr. 2024.

Você sabe o que é a Doença Pulmonar Obstrutiva Crônica? Disponível em: <https://www.gov.br/saude/pt-br/assuntos/saude-brasil/eu-quero-parar-de-

fumar/noticias/2022/voce-sabe-o-que-e-a-doenca-pulmonar-obstrutiva-cronica>.
Acesso em: 6 abr. 2024.

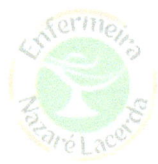

Infecções Sexualmente Transmissíveis (IST's)

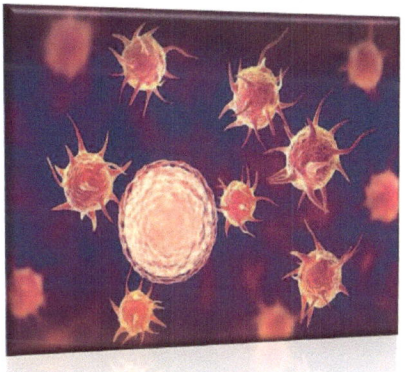

As IST podem se manifestar por meio de feridas, corrimentos e verrugas anogenitais, entre outros possíveis sintomas, como dor pélvica, ardência ao urinar, lesões de pele e aumento de ínguas. São alguns exemplos de IST: herpes genital, sífilis, gonorreia, tricomoníase, infecção pelo HIV, infecção pelo Papilomavírus Humano (HPV), hepatites virais B e C.

As IST aparecem, principalmente, no órgão genital, mas podem surgir também em outras partes do corpo (ex.: palma das mãos, olhos, língua).

O corpo deve ser observado durante a higiene pessoal, o que pode ajudar a identificar uma IST no estágio inicial. Sempre que se perceber algum sinal ou algum sintoma, deve-se procurar o serviço de saúde, independentemente de quando foi a última relação sexual. E, quando indicado, avisar a parceria sexual.

Algumas IST podem não apresentar sinais e sintomas, e se não forem diagnosticadas e tratadas, podem levar a graves complicações, como infertilidade, câncer ou até morte.

Por isso, é importante fazer exames laboratoriais para verificar se houve contato com alguma pessoa que tenha IST, após ter relação sexual desprotegida – sem camisinha masculina ou feminina.

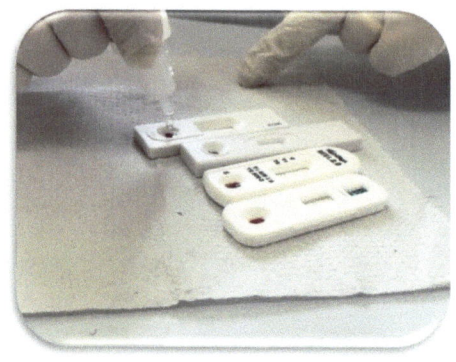

As IST's são causadas por vírus, bactérias ou outros microrganismos e são transmitidas principalmente por meio do contato sexual sem proteção. O tratamento das IST's é gratuito nos serviços de saúde do Sistema Único de Saúde (SUS). É essencial procurar assistência médica ao observar qualquer sinal ou sintoma de uma IST, mesmo que não haja sinais aparentes. O Ministério da Saúde disponibiliza protocolos clínicos e diretrizes terapêuticas para orientar o atendimento às pessoas com IST.

Referências Bibliográficas

Infecções Sexualmente Transmissíveis (IST). Disponível em: <https://www.gov.br/saude/pt-br/assuntos/saude-de-a-a-z/i/ist>. Acesso em: 6 abr. 2024.

ALVES, B. /. O. /. INFECÇÕES SEXUALMENTE TRANSMISSÍVEIS. Disponível em: <https://bvsms.saude.gov.br/infeccoes-sexualmente-transmissiveis-2/>. Acesso em: 6 abr. 2024.

Gonorréia e infecção por Clamídia

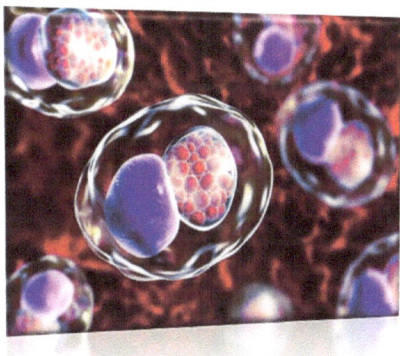

A Gonorréia e a infecção por Clamídia são Infecções Sexualmente Transmissíveis (IST) causadas por bactérias específicas: a Neisseria gonorrhoeae e a Chlamydia trachomatis, respectivamente. Essas infecções geralmente estão associadas e podem afetar os órgãos genitais, a garganta e os olhos, como se pode observa na figura abaixo.

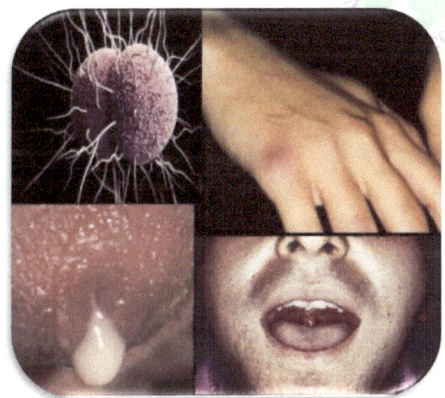

A transmissão ocorre principalmente por meio de contato sexual, e o uso de preservativos masculinos ou femininos é a melhor forma de prevenção. Caso haja suspeita de uma dessas infecções, é essencial procurar um serviço de saúde para o diagnóstico correto e o tratamento com antibióticos adequados. Também é recomendado tratar as parcerias sexuais, mesmo que não apresentem sintomas.

Além disso, existe a possibilidade de transmissão durante o parto vaginal, o que pode resultar em conjuntivite no recém-nascido. Para prevenir complicações, é necessário aplicar colírio nos olhos do bebê logo após o nascimento. Se não tratada adequadamente, a gonorréia e a infecção por Clamídia podem levar a complicações como infertilidade, dor durante as relações sexuais, e gravidez nas trompas, entre outros danos à saúde.

Sinais e sintomas

Tem como principais sinais e sintomas:

Dor ao urinar ou no baixo ventre (pé da barriga);

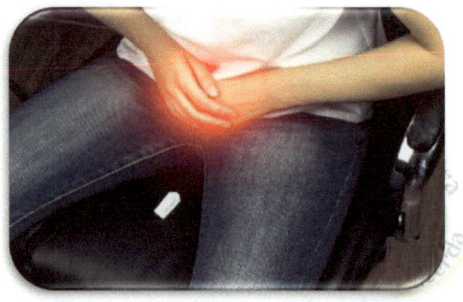

Corrimento amarelado ou claro, fora da época da menstruação.

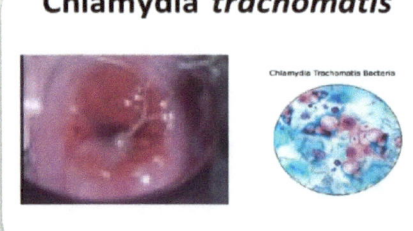

Dor ou sangramento durante a relação sexual.

A maioria das mulheres infectadas não apresentam sinais e sintomas.

Os homens podem apresentar ardor e esquentamento ao urinar, podendo haver corrimento ou pus, além de dor nos testículos.

Existe também a possibilidade de transmissão dessas infecções no parto vaginal podendo a criança nascer com conjuntivite, que pode levar à cegueira se não for prevenida ou tratada adequadamente. Deve-se aplicar colírio nos olhos do recém-nascido na primeira hora após o nascimento (ainda na maternidade) para prevenir a conjuntivite (oftalmia) neonatal.

Diagnóstico

Clínico (principais sintomas): Entre dois e oito dias após relação sexual desprotegida, a pessoa passa a sentir ardência e dificuldade para urinar. Às vezes, pode-se notar um corrimento amarelado ou esverdeado – até mesmo com sangue – que sai pelo canal da urina, no homem, e pela vagina, na mulher. A clamídia também é uma DST muito comum e apresenta sintomas parecidos com os da gonorreia, como, por exemplo, corrimento parecido com clara de ovo no canal da urina e dor ao urinar. As mulheres contaminadas pela clamídia podem não apresentar nenhum sintoma da doença, mas a infecção pode atingir o útero e as trompas, provocando uma grave infecção. Nesses casos, pode haver complicações como dor durante as relações sexuais, gravidez nas trompas (fora do útero), parto prematuro e até esterilidade. Laboratorial (exames realizados): Os exames são clínicos, epidemiológico e laboratoriais, incluso exames bacterioscópio.

Tratamento

O tratamento é feito à base de antibióticos que agem de maneira eficaz. É importante que o tratamento seja feito pelo casal e durante este manter abstinência sexual. Em casos de gravidez, a mulher deve se submeter o quanto antes ao tratamento, pois a infecção pode causar cegueira e infecção nas articulações e no sangue do bebê. Caso não sejam tratadas, essas DST podem provocar esterilidade, atacar o sistema nervoso (causando meningite), afetar os ossos e o coração.

Uso de medicamentos

Clamídia

Primeira opção: Azitromicina 1g, VO, em dose única, ou Doxiciclina 100 mg, VO de 12/12 horas, durante 7 dias

Segunda opção: Eritromicina (estearato) 500 mg, VO, de 6/6 horas, durante 7 dias ou Tetraciclina 500mg oral, 4x/dia, 7 dias ou Ofloxacina 400mg oral, 2x/dia, 7 dias

Administrar em conjunto com a medicação para:

Gonorréia

Primeira opção: Ciprofloxacina 500 mg, VO dose única; ou Ceftriaxona 250mg, IM, dose única;

Segunda opção: Cefixima 400 mg, VO, dose única; ou Ofloxacina 400 mg, VO, dose única ou Espectinomicina 2g IM dose única

*Em menores de 18 anos contra-indicar ofloxacina.

Atenção: corrimentos são muito comuns em mulheres. Portanto, sua ocorrência não significa, necessariamente, sinal de DST.

Prevenção

A principal recomendação para se prevenir dos riscos de infecção é usar camisinha masculina ou feminina nas relações sexuais vaginais e orais. Além da camisinha masculina ou feminina, usar lubrificantes à base de água nas relações sexuais anais. É recomendado realizar sempre o autoexame, observando os próprios órgãos genitais e vendo se a cor, aparência, cheiro e a pele estão saudáveis.

Referências Bibliográficas

Gonorreia e infecção por clamídia. Disponível em: <https://dive.sc.gov.br/index.php/gonorreia-e-infeccao-por-clamidia>. Acesso em: 6 abr. 2024.

Gonorreia e Clamídia: o que são, sintomas, tratamento e prevenção. Disponível em: <https://www.ufpb.br/saehu/contents/noticias/gonorreia-e-infeccao-por-clamidia-o-que-sao-sintomas-tratamento-e-prevencao>. Acesso em: 6 abr. 2024.

Gonorreia e clamídia. Disponível em: <https://www.gov.br/aids/pt-br/assuntos/ist/gonorreia-e-clamidia>. Acesso em: 6 abr. 2024.

Brasil. Ministério da Saúde. Secretaria de Vigilância em Saúde. Programa Nacional de DST e Aids.

Manual de Bolso das Doenças Sexualmente Transmissíveis / Ministério da Saúde, Secretaria de Vigilância em Saúde, Programa Nacional de DST e Aids. Brasília: Ministério da Saúde. 2005.p48-49.

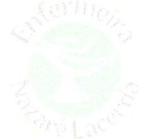

Tricomoníase

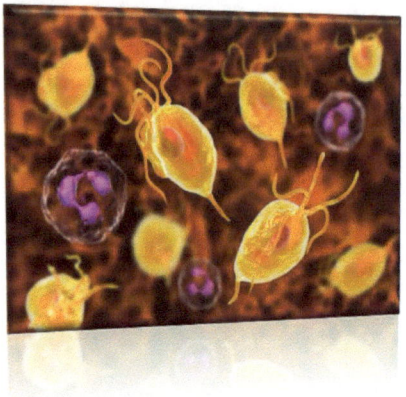

Trichomonas vaginalis é um protozoário anaeróbio, flagelado parasita e agente causador de uma doença sexualmente transmissível chamada tricomoníase. Nas mulheres, o T. vaginalis é isolado da vagina, colo do útero, uretra, bexiga e glândulas de Bartholin e Skene. Nos homens, o organismo é encontrado na uretra anterior, genitália externa, próstata, epidídimo e sêmen.

O protozoário causa lesões do epitélio vaginal, levando à formação de úlceras microscópicas que aumentam o risco de contaminação por outras DST, incluindo HIV, HPV, herpes genital, gonorreia e clamídia.

O Trichomonas vaginalis é um organismo anaeróbio facultativo.

Cresce perfeitamente bem na ausência de oxigênio na faixa de pH compreendida entre 5 e 7,5 e em temperaturas entre 20ºC e 40ºC.

Quadro clínico

Mulheres com vaginite aguda causada por Trichomonas vaginalis frequentemente têm corrimento devido à infiltração por leucócitos. A consistência do corrimento varia de acordo com a paciente, de fino e escasso a espesso e abundante. O sintoma clássico de corrimento amarelo, abundante, espumoso e mucopurulento ocorrem em somente 20% dos casos.

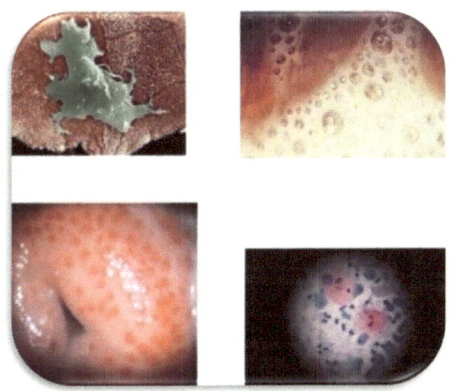

Há também odor vaginal anormal e prurido vulvar. A vagina e a cérvice podem ser edematosas e eritematosas, com erosão e pontos hemorrágicos na parede cervical conhecidos como colpitis macularis ou cérvice com aspecto de morango. Embora essa aparência seja altamente específica para tricomoníase, é vista somente em poucas mulheres (2% a 5%). Dor abdominal tem sido relatada entre muitas mulheres com tricomoníase e pode ser indicativa de infecção do trato urogenital superior.

O Trichomonas vaginalis está relacionado com doença inflamatória pélvica, pois infecta o trato urinário superior, causando resposta inflamatória que destrói a estrutura tubária, e danifica as células ciliadas da mucosa tubária, inibindo a passagem de espermatozoides ou óvulos através da tuba uterina. Mulheres com mais de um episódio de infecção relatado têm maior risco de infertilidade do que aquelas que tiveram um único episódio. Para mulheres com o primeiro episódio antes dos 21 anos, esse risco é duas vezes maior do que para aquelas com o primeiro episódio depois dos 21 anos.

A tricomoníase raramente causa sintomas em homens. Quando os homens têm sinais e sintomas, no entanto, eles podem incluir:

Irritação dentro do pênis

Queima com micção ou após a ejaculação

Descarga do pênis

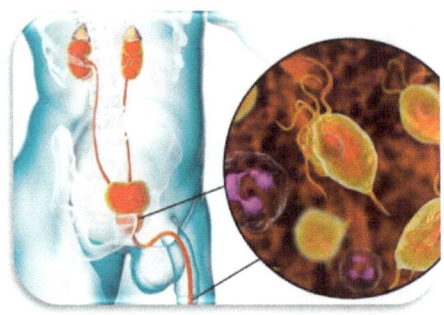

Diagnóstico

O diagnóstico da tricomoníase não pode ser baseado somente na apresentação clínica, pois a infecção poderia ser confundida com outras IST's, visto que o clássico achado da cérvice com aspecto de morango é observado somente em 2% das pacientes, e o corrimento espumoso, em somente 20% das mulheres infectadas. Se a clínica fosse utilizada isoladamente para o diagnóstico, 88% das mulheres infectadas não seriam diagnosticadas e 29% das não-infectadas seriam falsamente indicadas como tendo infecção. A investigação laboratorial é necessária e essencial para o diagnóstico da tricomoníase, uma vez que leva ao tratamento apropriado e facilita o controle da propagação da infecção.

O exame de amostras vaginal e cervical pode revelar alterações citomorfológicas induzidas pelos tricomonas. O esfregaço é tipicamente rico em elementos polimorfonucleares e há grande número de células epiteliais isoladas.

Ao exame citológico, o Trichomonas se apresenta como uma estrutura redonda, piriforme ou raramente irregular, medindo de 10 a 20 cm; toma uma matriz cianófila ou azul-lavanda na coloração de papanicolaou, e seu núcleo excêntrico, de pequeno tamanho, se caracteriza por um aspecto finamente vesiculoso e pálido. Os flagelos são raramente conservados nos esfregaços citológicos.

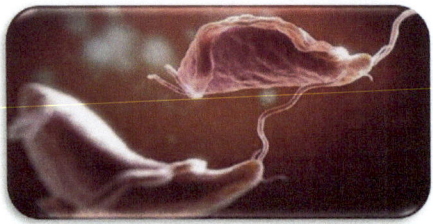

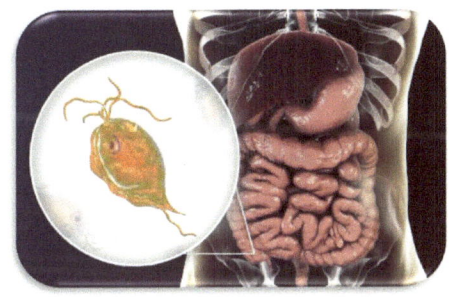

A presença do protozoário causa lesões nas células malpighianas. Ele provoca uma eosinofilia no citoplasma, acompanhada de típicos halos perinucleares claros e estreitos. Na mulher jovem, observa-se, às vezes, aumento do número de células parabasais, sugerindo erroneamente uma atrofia.

Os esfregaços mostram amiúde a presença, com o Trichomonas, de microrganismos anaeróbios, filamentosos, não ramificados, muito longos, Gram-negativo do tipo Leptothrix vaginalis. O Leptothrix é considerado como um saprófito da vagina. Não provoca modificações citológicas.

Complicações

Mulheres grávidas com tricomoníase podem:

Dar à luz prematuramente

Ter um bebê com baixo peso ao nascer

Transmitir a infecção para o bebê enquanto ele passa pelo canal de nascimento

Para confirmação diagnóstica deve-se utilizar os critérios de Amsel, que exige disponibilidade de fita de pH e KOH 10%, sendo 3 de 4 critérios suficientes para diagnóstico:

Corrimento branco acinzentado;

pH> 4.7;

Teste aminas positivo;

Clue cells > 20% (exige microscopia);

Valores acima de 4,5 sugerem tricomoníase e/ou vaginose bacteriana. Se o teste de pH for normal (entre 4 e 4,5) e o teste das aminas for negativo, é preciso investigar uma possível causa fisiológica e/ou não infecciosa, conforme descrito anteriormente.

146

Se a microscopia é disponível, o conteúdo vaginal pode ser visualizado a fresco, com KOH a 10%, ou corado em esfregaço pelo método de Gram.

presença de clue-cells (células chaves) e/ou a ausência de lactobacilos: vaginose bacteriana;

microorganismos flagelados móveis: tricomoníase;

hifas ou micélios birrefringentes semelhantes a um caniço e esporos de leveduras: candidose.

Tratamento

Primeira opção: Metronidazol 2g VO, dose única ou Metronidazol 400-500mg 12/12hs VO 7 dias.

Segunda opção: Secnidazol 2g, VO, dose única ou Tinidazol 2g VO dose única.

Gestantes após o 1º trimestre e durante a amamentação: Metronidazol 400 mg VO 12/12 h por 7 dias ou Metronidazol 250mg VO 3 vezes ao dia por 7 dias ou Metronidazol 2g VO dose única.

***Parceiros: devem ser tratados, preferencialmente, com medicamentos de dose única.

Referências Bibliográficas

Tricomoníase é a IST curável mais comum no mundo. Disponível em: <https://www.gov.br/saude/pt-br/assuntos/noticias/2023/fevereiro/tricomoniase-e-a-ist-curavel-mais-comum-no-mundo>. Acesso em: 6 abr. 2024.

O que é Tricomoníase, Tratamento, Transmissão, Prevenção e Mais. Disponível em: <https://opas.org.br/o-que-e-tricomoniase-tratamento-transmissao-prevencao-e-mais/>. Acesso em: 6 abr. 2024.

Brasil. Ministério da Saúde. Secretaria de Vigilância em Saúde. Programa Nacional de DST e Aids. Manual de Bolso das Doenças Sexualmente Transmissíveis / Ministério da Saúde, Secretaria de Vigilância em Saúde, Programa Nacional de DST e Aids. Brasília: Ministério da Saúde. 2005.p56-58.

Trichomonas vaginalis: O que é? Blog do Portal EducaçãoPortal Educação, 17 fev. 2022. Disponível em: <https://blog.portaleducacao.com.br/trichomonas-vaginalis-o-que-e/>. Acesso em: 6 abr. 2024.

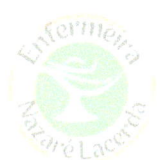

Sífilis

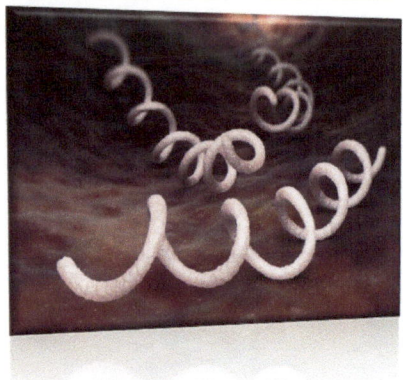

A sífilis é uma infecção bacteriana sistêmica, de evolução crônica, causada pelo Treponema pallidum. Quando não tratada, progride ao longo dos anos por vários estágios clínicos, que se dividem em sífilis recente (primária, secundária, latente recente) e tardia (latente tardia e terciária).

Etiologia

O Treponema pallidum é uma bactéria Gram-negativa, do grupo das espiroquetas, de alta patogenicidade.

Transmissão

Pode ser sexual, vertical ou sanguíneo. A transmissão sexual é a predominante. Os sítios de inoculação do T. pallidum são, em geral, os órgãos genitais, podendo ocorrer também manifestações extragenitais (lábios, língua e áreas da pele com solução de continuidade). A transmissão vertical pode ocorrer durante a gestação e implicar consequências como aborto, natimorto, parto pré-termo, morte neonatal e manifestações congênitas precoces ou tardias. A transmissão por transfusão de sangue ou derivados pode ocorrer, mas se tornou muito rara, devido ao controle e à testagem do sangue doado pelos hemocentros.

A transmissibilidade da sífilis adquirida requer a presença de lesões (cancro duro, condiloma plano, placas mucosas, lesões úmidas). Em decorrência da presença de treponemas nessas lesões, o contágio é maior nos estágios iniciais (sífilis primária e

149

secundária), sendo reduzido gradativamente à medida que ocorre a progressão da doença. No entanto, na maioria dos casos, essas lesões passam despercebidas, ou são confundidas com outras patologias. 418 Ministério da Saúde | Guia de Vigilância em Saúde A transmissão vertical ocorre em qualquer fase gestacional, sendo influenciada pelo estágio da infecção na mãe (maior infectividade nos estágios primário e secundário) e pelo tempo durante o qual o feto foi exposto.

Quadro clínico

Varia de acordo com o estágio da doença.

Sífilis primária

O período de incubação é de 10 a 90 dias (média de três semanas). A primeira manifestação é caracterizada por úlcera (denominada "cancro duro") rica em treponemas, geralmente única e indolor, com borda bem definida e regular, base endurecida e fundo limpo, que ocorre no local de entrada da bactéria (pênis, vulva, vagina, colo uterino, ânus, boca, ou outros locais do tegumento). É acompanhada de linfadenopatia regional (acometendo linfonodos localizados próximos ao cancro duro). Em geral, a lesão pode durar de três a oito semanas e desaparecer, independentemente de tratamento. Pode não ser notada e passar despercebida se a lesão for no canal vaginal ou no colo do útero. Embora menos frequente, em alguns casos, a lesão primária pode ser múltipla.

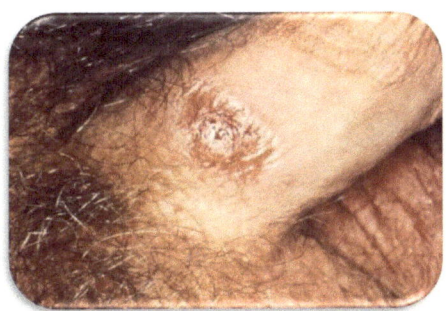

Sífilis secundária

150

Ocorre em média entre seis semanas e seis meses após a cicatrização do cancro, ainda que manifestações iniciais, recorrentes ou subentrantes possam ocorrer em um período de até um ano. É marcada pela disseminação dos treponemas pelo organismo. A sintomatologia dura, em média, entre 4 e 12 semanas

Caracteriza-se principalmente por pápulas palmoplantares, placas e condilomas planos, acompanhados de micropoliadenopatia.

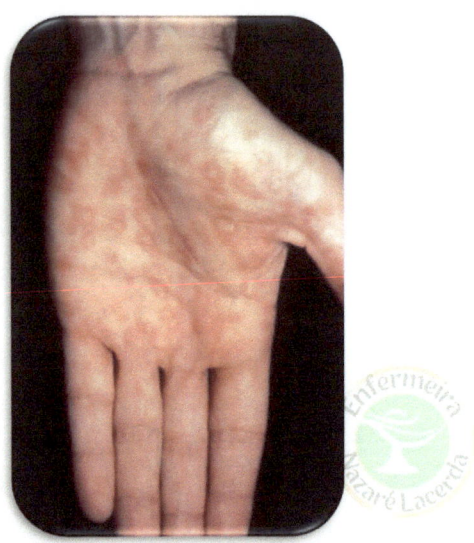

Alopécia em clareira e madarose são achados eventuais.

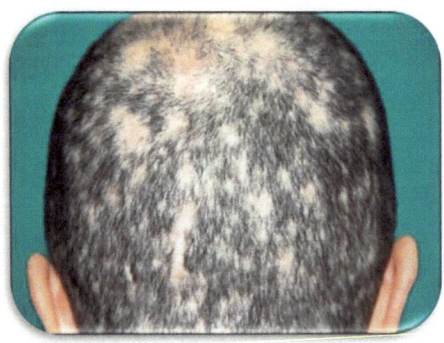

As lesões desaparecem independentemente de tratamento, proporcionando falsa impressão de cura.

Sífilis latente

Período em que não se observam sinais ou sintomas.

O diagnóstico faz-se exclusivamente pela reatividade dos testes treponêmicos e não treponêmicos. A maioria dos diagnósticos ocorre nesse estágio. A sífilis latente é dividida em latente recente (menos de um ano de infecção) e latente tardia (mais de um ano de infecção).

Sífilis terciária

Os principais sintomas da sífilis terciária incluem:

Lesões ulceradas na pele, que também podem afetar os ossos.

Neurossífilis, onde as bactérias afetam o cérebro ou a medula espinhal.

Meningite.

Convulsões.

Distúrbios cardíacos devido à proliferação de bactérias no coração e vasos sanguíneos.

Perda auditiva.

Cegueira.

Náuseas e vômitos frequentes.

Confusão mental e perda de memória.

Ocorre aproximadamente em 15% a 25% das infecções não tratadas, após um período variável de latência, podendo surgir vários anos depois do início da infecção.

É comum o acometimento dos sistemas nervoso e cardiovascular. Verifica-se também a formação de gomas sifilíticas (tumorações com tendência à liquefação) na pele, nas mucosas, nos ossos ou em qualquer tecido.

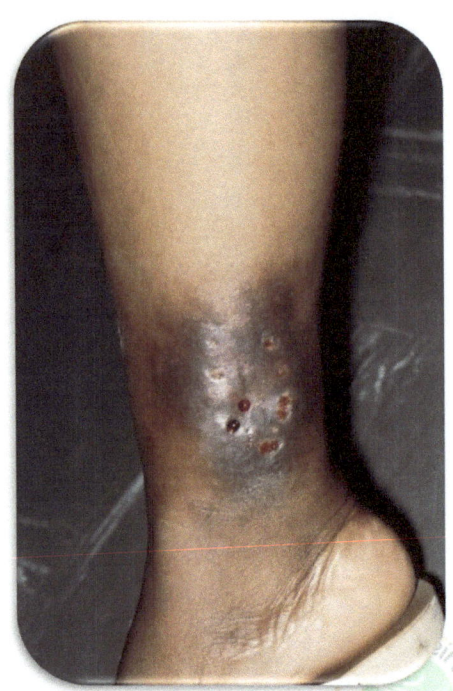

As lesões podem causar desfiguração, incapacidade e até morte.

Diagnóstico

Testes imunológicos são os mais utilizados para diagnóstico na prática clínica, e são classificados em testes não treponêmicos e testes treponêmicos.

Testes não treponêmicos (veneral disease research laboratory – VDRL; rapid plasma reagin – RPR; unheated serum reagin – USR; e toluidine red unheated serum test – TRUST): detectam anticorpos IgM e IgG produzidos contra o material lipídico liberado pelas células danificadas em decorrência da sífilis, e também contra a cardiolipina liberada pelos próprios treponemas. São indicativos de sífilis ativa.

Caracterizam-se como testes semiquantitativos, pois, nos casos de resultado reagente, realiza-se a diluição da amostra para titulação desses anticorpos. A amostra é diluída em um fator 2 de diluição, com emissão do resultado conforme última titulação com reatividade (exemplos: 4, 8, ..., 128) ou diluição (exemplos: 1:4, 1:8, ..., 1:128).

Os testes não treponêmicos não têm um ponto de corte para definição de sífilis; consequentemente, qualquer valor de título deve ser investigado. Devido à verificação da titulação, esses testes são indicados também para seguimento terapêutico.

A queda da titulação em pelo menos duas diluições, em até seis meses para sífilis recente, e a queda na titulação em pelo menos duas diluições, em até 12 meses para sífilis tardia, indicam resposta sorológica adequada.

Algumas pessoas podem apresentar testes não treponêmicos persistentemente reagentes, em baixas titulações, após o tratamento, o que se considera cicatriz sorológica, quando descartada nova exposição de risco durante o período analisado.

Os anticorpos não treponêmicos podem surgir em outros agravos (exemplos: lúpus, artrite reumatoide, hanseníase), que também levam à destruição celular, podendo gerar resultados falso-reagentes em alguns casos.

Testes treponêmicos (fluorescent treponemal antibody-absorption – FTA-abs; Treponema pallidum hemaglutination – TPHA; enzyme-linked immunosorbent assay – ELISA e suas variações; micro-hemoaglutinação indireta – MHTP; teste eletroquimioluminescente – EQL; e teste rápido):

São testes que detectam anticorpos específicos produzidos contra os antígenos de T. pallidum. São os primeiros testes imunológicos a se tornarem reagentes. Em aproximadamente 85% dos casos, esses testes permanecem reagentes durante toda a vida (cicatriz sorológica), independentemente de tratamento. Assim, não são úteis para o monitoramento da resposta à terapia.

O diagnóstico da sífilis exige a correlação de dados clínicos, resultados de testes diagnósticos, histórico de infecções passadas, registro de tratamento recente e investigação de exposição a risco.

Tratamento

A benzilpenicilina benzatina é o medicamento de escolha para o tratamento da sífilis adquirida e em gestantes, sendo a única opção segura e eficaz para o tratamento adequado das gestantes. Qualquer outro tratamento realizado durante a gestação é considerado tratamento não adequado da mãe. Nesse caso, a criança será notificada como sífilis congênita, tratada e submetida à avaliação clínica e laboratorial. Recomenda-se tratamento imediato após apenas um teste reagente para sífilis (teste treponêmico ou não treponêmico) para as seguintes pessoas (independentemente da presença de sinais e sintomas de sífilis): gestantes; vítimas de violência sexual; pessoas com chance de perda de seguimento (que não retornarão ao serviço); pessoas com sinais/sintomas de sífilis primária ou secundária; e pessoas sem diagnóstico prévio de sífilis. A realização do tratamento, após um teste reagente para sífilis, não exclui a necessidade do segundo teste (para melhor análise diagnóstica), do monitoramento laboratorial (para o controle de cura) e do tratamento das parcerias sexuais (para a interrupção da cadeia de transmissão).

Sífilis recente (primária, secundária e latente recente) – menos de um ano de evolução:

Primeira opção: Benzilpenicilina benzatina, 2,4 milhões UI, intramuscular, dose única (1,2 milhão UI em cada glúteo)

Segunda opção: Doxiciclina 100 mg, 12/12 horas, via oral, por 15 dias (exceto em gestantes)

Sífilis tardia (latente tardia ou latente com duração desconhecida e sífilis terciária) – mais de um ano de evolução:

Primeira opção: Benzilpenicilina benzatina 2,4 milhões UI, intramuscular, semanal (1,2 milhão UI em cada glúteo), por 3 semanas. Dose total: 7,2 milhões UI, IM.

Segunda opção: Doxiciclina 100 mg, 12/12 horas, via oral, por 30 dias (exceto em gestantes).

*** Teste não treponêmico trimestral até o 12º mês do acompanhamento (em gestantes, o controle deve ser mensal)

Neurossífilis:

Primeira opção: Penicilina G cristalina 18 a 24 milhões UI/dia, por via endovenosa, administrada em doses de 3 a 4 milhões UI, a cada 4 horas ou por infusão contínua, por 14 dias

Segunda opção: Ceftriaxona 2 g, IV/dia, por 10 a 14 dias

*** Exame de líquor de 6 em 6 meses, até normalização.

Referências Bibliográficas

Protocolo Clínico e Diretrizes Terapêuticas para Atenção Integral às Pessoas com Infecções Sexualmente Transmissíveis (BRASIL, 2020) e o Protocolo Clínico e

Diretrizes Terapêuticas para Prevenção da Transmissão Vertical de HIV, Sífilis e Hepatites Virais (BRASIL, 2019), disponíveis em: http://www.aids.gov.br/ pt-br/profissionais-de-saude/hiv/protocolos-clinicos-e-manuais.

Brasil. Ministério da Saúde. Secretaria de Vigilância em Saúde. Departamento de Articulação Estratégica de Vigilância em Saúde. Guia de Vigilância em Saúde [recurso eletrônico] / Ministério da Saúde, Secretaria de Vigilância em Saúde. Departamento de Articulação Estratégica de Vigilância em Saúde. – 5. ed. rev. e atual. – Brasília: Ministério da Saúde, 2022.P418-428

Gomes, Cinthia, & Carvalho, Clóvis. "Estudo da Ocorrência de Sífilis entre adolescentes e outros grupos específicos. Uma Estratégia de Educação para saúde visando jovens em nível de Ensino médio." Rio de Janeiro, Museu da Vida / Fundação Oswaldo Cruz. 2002. [http://www.dst.com.br]

Ministério da Saúde - Biblioteca Virtual em Saúde: - A sífilis é uma doença infecciosa causada pela bactéria Treponema pallidum. Manifesta-se em três estágios: primária, secundária e terciária. Pode causar complicações graves como cegueira, paralisia, doença cerebral, problemas cardíacos e até levar à morte. Para mais detalhes, consulte o Ministério da Saúde.

PINHEIRO, P. Sífilis: o que é, estágios, sintomas, VDRL e tratamento. Disponível em: <https://www.mdsaude.com/doencas-infecciosas/dst/sifilis/>. Acesso em: 7 abr. 2024.

Sífilis. Disponível em: <https://www.saude.pr.gov.br/Pagina/Sifilis>. Acesso em: 7 abr. 2024.

LEMOS, M. Sífilis terciária: o que é, sintomas, diagnóstico e tratamento. Disponível em: <https://www.tuasaude.com/sifilis-terciaria/>. Acesso em: 7 abr. 2024.

Sífilis. Disponível em: <https://www.gov.br/saude/pt-br/assuntos/saude-de-a-a-z/s/sifilis>. Acesso em: 7 abr. 2024.

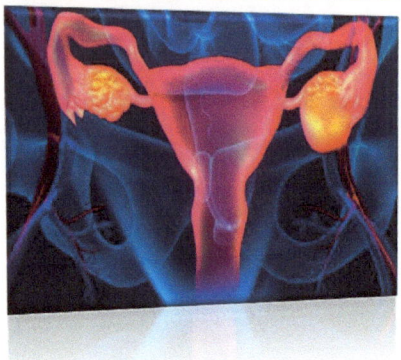

A doença inflamatória pélvica (DIP) é uma condição que envolve a inflamação dos órgãos reprodutivos femininos, como o útero, as trompas de Falópio e os ovários. Geralmente é causada por infecções bacterianas, sendo uma complicação comum de infecções sexualmente transmissíveis não tratadas, como clamídia e gonorreia. Observe a imagem seguinte.

Exame especular visualizando processo inflamatório da cérvice uterina com saída de exsudato mucopurulento e (B) imagem laparoscópica com salpingite e líquido purulento na cavidade

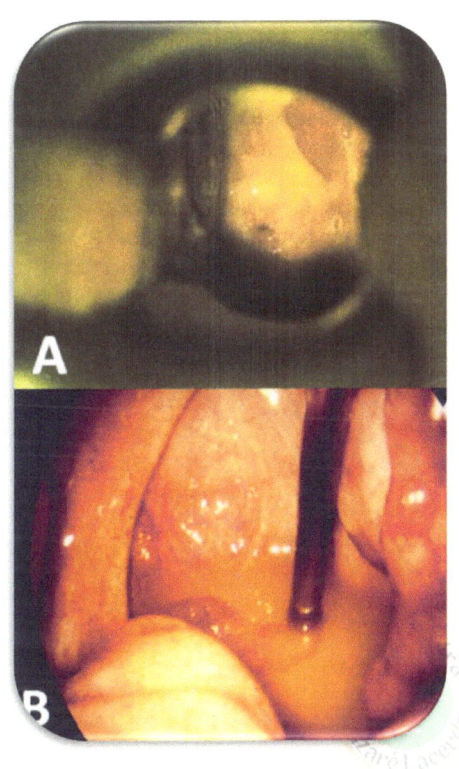

Sinais e sintomas

A doença inflamatória pélvica (DIP) pode apresentar uma variedade de sinais e sintomas, que podem variar em gravidade de pessoa para pessoa. Alguns dos sinais e sintomas mais comuns incluem:

Dor abdominal: Muitas mulheres com DIP experimentam dor na região inferior do abdômen. Essa dor pode variar de leve a intensa e pode ser contínua ou intermitente.

Dor durante a relação sexual: A dor durante a relação sexual, conhecida como dispareunia, é comum em mulheres com DIP.

Dor durante a micção: Algumas mulheres podem sentir dor ou desconforto ao urinar quando têm DIP.

Secreção vaginal anormal: Secreções vaginais anormais, como corrimento vaginal incomum, odor desagradável ou corrimento com coloração diferente, podem ser sinais de DIP.

Febre: Febre, muitas vezes acompanhada de calafrios, é comum em mulheres com DIP. A febre pode ser baixa ou alta, dependendo da gravidade da infecção.

Sangramento anormal: Sangramento vaginal anormal, como sangramento entre os períodos menstruais ou após a relação sexual, pode ocorrer em mulheres com DIP.

Alterações menstruais: Algumas mulheres podem experimentar alterações no ciclo menstrual, como períodos mais pesados ou irregulares, devido à DIP.

Dor lombar: Dor na região lombar, especialmente na região inferior das costas, pode ocorrer em mulheres com DIP.

É importante observar que nem todas as mulheres com DIP apresentarão todos esses sintomas e que os sintomas podem variar de leves a graves.

Complicações

A DIP pode levar a complicações graves, como infertilidade, se não for tratada adequadamente.

Algumas das complicações mais comuns incluem:

Infertilidade: A DIP é uma das principais causas de infertilidade em mulheres, especialmente se ocorrerem episódios repetidos da doença. A inflamação e cicatrizes nos órgãos reprodutivos, como as trompas de Falópio, podem interferir na capacidade da mulher de conceber.

Gravidez ectópica: A DIP aumenta o risco de uma gravidez ectópica, na qual o óvulo fertilizado se implanta fora do útero, geralmente nas trompas de Falópio. Isso é uma emergência médica e pode ser potencialmente fatal se não for tratado rapidamente.

Dor crônica pélvica: A DIP pode causar dor crônica na região pélvica, mesmo após o tratamento da infecção aguda. Isso pode afetar significativamente a qualidade de vida da pessoa.

Abscessos pélvicos: Em alguns casos, a infecção pode levar à formação de abscessos, que são coleções de pus nos tecidos pélvicos. Esses abscessos podem causar dor intensa e podem necessitar de drenagem cirúrgica.

Adesões pélvicas: A inflamação crônica causada pela DIP pode resultar na formação de adesões, que são bandas de tecido cicatricial que podem causar obstrução dos órgãos reprodutivos. Isso pode levar a complicações adicionais, como dor crônica e problemas de fertilidade.

Observe a seguinte imagem as aderências peri-hepáticas: sequelas da síndrome de Fitz-Hugh-Curtis.

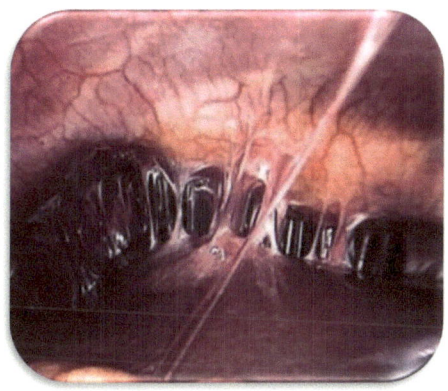

Tratamento

O tratamento da Doença Inflamatória Pélvica (DIP) deve ser orientado pelo ginecologista, que normalmente indica o uso de antibióticos por via oral ou por via intramuscular por cerca de 14 dias. A DIP é uma condição séria que afeta os órgãos reprodutores femininos e requer tratamento adequado para evitar complicações.

Principais características da doença inflamatória pélvica:

Os agentes etiológicos mais comuns são Neisseria gonorrhoeae e Chlamydia trachomatis;

A via de infecção é a ascendente. A sintomatologia da N. gonorrhoeae é mais aguda e abrupta, enquanto os sintomas da

C. trachomatis apresentam-se mais insidiosos, causando aderências pélvicas e abscessos tubo-ovarianos cronicamente;

Os principais fatores de risco são promiscuidade, vulvovaginites, pacientes jovens, nuliparidade, tabagismo e classe econômica baixa;

Os principais diagnósticos diferenciais são apendicite, gravidez ectópica, cervicites, endometriose, doença de Crohn, nefrolitíase etc.;

A DIP leve a moderada é tratada ambulatorialmente, enquanto a DIP grave deve ser tratada em ambiente hospitalar, utilizando-se antibioticoterapia polimicrobiana e, se necessário, tratamento cirúrgico, sendo a via laparoscópica a preferencial.

Aqui estão os principais pontos sobre o tratamento da DIP:

Antibióticos

O tratamento padrão envolve o uso de antibióticos para combater a infecção. Os seguintes esquemas são comumente recomendados:

Esquema preferencial:

Ceftriaxona (500 mg, intramuscular, dose única) mais Doxiciclina (100 mg, 12/12 h, por 14 dias) mais Metronidazol (500 mg, 12/12 h, por 14 dias).

Esquemas alternativos (se houver alergia grave às cefalosporinas ou desabastecimento de ceftriaxona):

Levofloxacino (500 mg, 1x/dia, por 14 dias) mais Metronidazol (500 mg, 12/12 h, por 14 dias).

Moxifloxacino (400 mg, 1x/dia, por 14 dias) mais Metronidazol (500 mg, 12/12 h, por 14 dias).

Repouso e Cuidados Gerais:

Durante o tratamento, é importante descansar e evitar atividades físicas intensas.

O médico pode recomendar a retirada do DIU (dispositivo intrauterino) se este for a causa da infecção.

Relações sexuais devem ser evitadas durante o tratamento para permitir a recuperação completa.

Referências Bibliográficas

Brasil. Ministério da Saúde. Portaria MS/SCTIE nº 42, de 5 de outubro de 2018. Torna pública a decisão de aprovar o Protocolo Clínico e Diretrizes Terapêuticas para Atenção Integral às Pessoas com Infecções Sexualmente Transmissíveis (IST), no âmbito do Sistema Único de Saúde - SUS [Internet]. Diário Oficial da União, Brasília (DF), 2018 out 8 [citado 2020 out 2]; Seção 1:88. Disponível em: http://bvsms.saude.gov.br/bvs/saudelegis/sctie/2018/prt0042_08_10_2018.html.

Ministerio da Saude. Disponível em: <https://bvsms.saude.gov.br/bvs/saudelegis/sctie/2018/prt0042_08_10_2018.html>. Acesso em: 6 abr. 2024.

"Doença Inflamatória Pélvica", editado por Eleonora Fornea, Anna Lucia Gutierrez, Sergio Ferriani. Editora Atheneu, 2018.

"Doença Inflamatória Pélvica: Atualização", editado por Edmund Chada Baracat. Editora Roca, 2015.

Simões JA, Wainer LM. Doença inflamatória pélvica. Feminina. 2016;44(9): 445-451.

Coutinho LB, Souza EB, Feitosa ROS. Diagnóstico clínico e laboratorial da doença inflamatória pélvica. Rev Bras Anal Clin. 2014;46(4):299-304.

Oliveira RAP, Giraldo PC. Doença inflamatória pélvica. Rev Bras Ginecol Obstet. 2008;30(11):555-563.

Ministério da Saúde (BR). Secretaria de Atenção à Saúde. Departamento de Ações Programáticas e Estratégicas. Doença inflamatória pélvica: assistência ambulatorial e hospitalar. Brasília: Ministério da Saúde; 2011. 36 p. (Cadernos de Atenção Básica, n. 28).

Ferreira TB. Avaliação do perfil epidemiológico e dos fatores de risco para a doença inflamatória pélvica em mulheres atendidas em um hospital de referência no Estado do Pará [dissertação]. Belém (PA): Universidade Federal do Pará; 2017.

Carvalho NS, Takimura M, Von Lisigen R, Freitas B. Doença inflamatória pélvica. In: Fernandes CE, Sá MF. Tratado de ginecologia FEBRASGO. Rio de Janeiro: Elsevier; 2019. p. 287-96.

www.ingramcontent.com/pod-product-compliance
Lightning Source LLC
Chambersburg PA
CBHW060943240526
45474CB00009B/86